DR. MED. MICHAEL FELD

SCHLAFEN FÜR AUFGEWECKTE

Mehr Lebensenergie
durch guten Schlaf

75 STÖRENFRIEDE UND DÄMONEN DER NACHT

Schlaflosigkeit, Schnarchen, Schlafapnoe, Unruhige Beine

131 SCHLAF ERMÖGLICHEN, GESTALTEN UND OPTIMIEREN

Tipps, Tricks, Übungen und Produkte

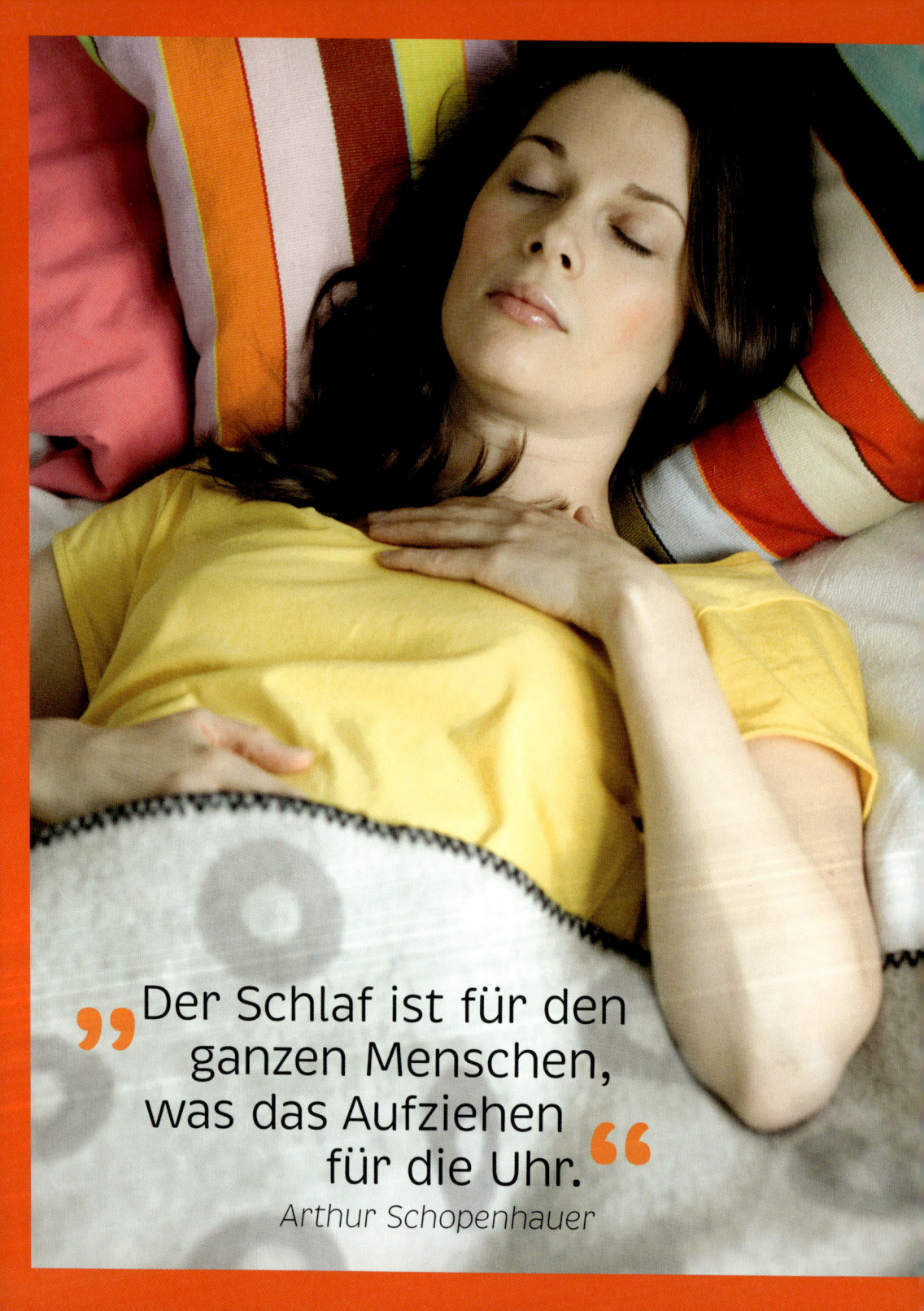

„Der Schlaf ist für den ganzen Menschen, was das Aufziehen für die Uhr.“

Arthur Schopenhauer

EINLEITUNG

MEHR LEBENSENERGIE DURCH GUTEN SCHLAF

Zu Lebzeiten des Philosophen Arthur Schopenhauer (1788–1860) gab es Taschenuhren, aber noch keine Handys, SMS, E-Mails, Smartphones, Laptops und Tablet-PCs. Es gab noch nicht einmal künstliches Licht. Sie, liebe Leser, haben aber wahrscheinlich alle ein Handy. Wenn Sie damit tagsüber telefonieren, simsen und/oder e-mailen, dann ist meist irgendwann – spätestens am Abend – der Handy-Akku leer. Dann hängen Sie Ihr Handy ans Ladekabel und stecken das Kabel über Nacht in die Steckdose. Am nächsten Morgen freuen Sie sich über einen vollen Akku und können wieder loslegen.

Ganz ähnlich verhält es sich für unseren Organismus mit dem Schlaf. Schlaf ist die Haupt-Aufladephase für unseren Körper-Akku. Zu wenig oder/und zu schlechter Schlaf bedeutet zu wenig Energie für den nächsten Tag. Und das hat in einer sich immer schneller drehenden und taktenden Leistungsgesellschaft zunehmend unangenehme Konsequenzen.

SCHLAF ALS WICHTIGSTE AKKU-AUFLADEPHASE FÜR UNSEREN KÖRPER

Schlaf ist die Haupt-Akku-Aufladephase für unseren Körper. Aber immer öfter gelingt uns diese sieben- bis achtstündige Regenerationsphase nicht mehr richtig. Schlafstörungen werden immer häufiger. Inzwischen leidet jeder vierte bis fünfte Deutsche unter länger als drei Wochen anhaltenden Schlafproblemen mit entsprechenden Konsequenzen für das Arbeits- und Privatleben. Mal eine Nacht schlecht zu schlafen, ist nichts Schlimmes und völlig normal. Wenn es aber immer mehr Nächte hintereinander werden, in denen wir uns schlaflos im Bett herumwälzen und -quälen, dann macht uns das irgendwann mürbe. Wir büßen Leistungsfähigkeit ein, unsere Stimmung wird schlechter, wir werden gereizter, dünnhäutiger, unkonzentrierter und erschöpfter. Je öfter wir schlecht schlafen, desto mehr wünschen wir uns, dass doch die nächste Nacht nun endlich den ersehnten Schlaf zurückbringen möge. Unsere Erwartungen an die Nacht und der Wunsch, dass sich doch nun bitte endlich wieder der Schlaf einstellen möge, werden immer größer, lauter und intensiver. Das macht Druck. Und dieser Druck verhindert dann zusätzlich, dass wir uns abends entspannen und loslassen können. Die Anspannung und Erwartungshaltung verstärken also die Schlafstörung zusätzlich, denn Schlaf lässt sich leider nicht erzwingen oder einfordern. Er ist wie ein Vogel, der sich nur auf unsere Hand setzt, wenn es ihm dort gefällt, wenn die Bedingungen für ihn dort sicher und angenehm sind. Wenn wir den Vogel (des Schlafs) willentlich packen wollen, dann flattert er nur umso aufgebrachter davon. Das ist zum Beispiel etwas, das Schlafgestörten oft sehr schwerfällt: einzusehen, dass sie keine echte Kontrolle über ihren Schlaf ausüben können, dass sich der Schlaf dem bewussten Willen und Wollen weitestgehend entzieht und dass er sich nur von selber wieder einstellt, wenn wir ihm „eine warme Hand" bereiten, ihm also Bedingungen schaffen, unter denen er von selber und „freiwillig" zurückkehrt.

Ich selber kenne die Schlaflosigkeit aus manchen eigenen stressigen Phasen gut, in denen es mir – obwohl ich die Gesetzmäßigkeiten des Schlafs inzwischen einigermaßen gut kenne – ebenfalls oft schwerfällt, abends ein- und nachts durchzuschlafen. Man ist ja für sich selber meist betriebsblind. Deshalb ist es für uns alle auch immer wieder wichtig, uns hin und wieder mit den Bedingungen für guten und erholsamen Schlaf zu befassen, damit wir es nicht immer wieder verlernen. Einige der Tipps in diesem Buch entstammen daher nicht nur theoretischem Wissen, sondern sind auch anhand eigener Erfahrungen entstanden. Ein Umstand, der für einen Arzt oftmals gar nicht so schlecht ist, weil er viel zum tieferen Verständnis von Störungsbildern beitragen kann und gerade auch das Verständnis für manchmal objektiv gar nicht so schlimm anmutende Klagen mancher Menschen ermöglicht. Jeder leidet halt auf seine Weise, und für jeden Einzelnen, jede Einzelne ist das, was ihn oder sie gerade beschäftigt, am schlimmsten. Immer steht das Aktuelle aber auch im Vergleich mit der persönlichen Historie, mit dem, was man selber schon so alles an Glück oder Leid erlebt hat. Wer in seinem Leben schon einmal sehr schwer krank oder auf irgendeine Weise in großer Not war und dies irgendwie überstanden hat, dem kommen danach viele Probleme nichtig und unbedeutend vor, und der steckt diese in der

Schlaf ist wie ein Vogel, der sich nur auf unsere Hand setzt, wenn es ihm dort gefällt.

Regel locker weg. Wurde man aber sein Lebtag nur auf Zuckerwatte gebettet und wurde einem jede Schwierigkeit in der Problembewältigung von außen abgenommen, so erlebt man später die Herausforderungen des Lebens oftmals als überfordernd und sehr groß. Jeder einzelne Mensch, aber auch jede Gesellschaft und jeder Kulturkreis und jede Generation haben ihre spezifischen Probleme, für die sie Lösungsmöglichkeiten brauchen. Wir leben in Deutschland zur Zeit in der längsten Phase, die es je ohne einen Krieg auf eigenem Boden gegeben hat. Trotzdem wird sich mannigfach über alles Mögliche beklagt. Schlafstörungen gehören – im Vergleich zu Hungersnöten, Kriegen und halbe Generationen dahinraffenden Infektionskrankheiten – sicherlich eher zu den Luxusproblemen. Für uns Heutige hier sind sie aber so präsent und so belastend wie nie. Irgendwie scheint man der Natur nicht zu entkommen. Der Mensch braucht Probleme, damit er sich an ihnen abarbeiten, sich weiterentwickeln und reifen kann.

SCHLAFMEDIZIN – EINE NOCH RECHT JUNGE DISZIPLIN

Schlafmedizin ist noch eine recht junge Disziplin, die aber aufgrund der universellen Bedeutung des Schlafes für den Organismus nahezu alle anderen medizinischen Fachgebiete berührt. Erst seit den 1980er-Jahren befassen wir uns in Deutschland medizinisch mit dem Thema Schlaf. Das mag unter anderem auch daran liegen, dass die Nacht – obwohl sie ja ein Drittel unseres Lebens ausmacht – in unserem westlichen, christlich-abendländischen und bisher mehr patriarchalisch geprägten Kulturkreis einer „Tages-Leistungs-Gesellschaft" bis vor Kurzem nicht wirklich viel beäugt wurde.

Mythologisch ist der Tag männlich und die Nacht weiblich. In der Nacht regiert „la luna", ein Ursymbol des Weiblichen. Fast nur im Deutschen heißt es „der Mond" und „die Sonne", in den meisten anderen Sprachen ist Mond weiblich und Sonne männlich („il sole"). Viele „Dinge der Nacht" sind der Symbolik nach weiblich. Nachts werden statistisch mehr Kinder geboren als am Tag, nachts wachsen Pflanzen, Tiere, Menschen (nachts wird sehr viel mehr Wachstumshormon ausgeschüttet als am Tage). Vielleicht wird durch das Erstarken des Weiblichen in der Gesellschaft auch der Nacht und dem Schlaf wieder mehr Aufmerksamkeit gewidmet. Die Nacht ist eher passiv, still, dunkel, silber(mond)-glänzend, während der Tag eher aktiv, laut, hell und gold(sonnen)glänzend scheint. Der (die) Mond wechselt und wandelt fast täglich sein Aussehen, er ist von der Erde aus gesehen „launisch", ein Wort, das sich direkt von „luna" ableitet. Ebenso stammt das englische „lunatic", also verrückt, geistesgestört, vom Mond und seinem Element, der Nacht, ab. Nachts ist es dunkel, da sind wir oft alleine, klein, ängstlich wie die Kinder. Das ist unter anderem ein Grund für Ein- und Durchschlafstörungen, dass wir in der Ruhe und Dunkelheit der Nacht unsere Ängste nicht mehr so gut verdrängen und überspielen können wie am Tage. Nachts, im Bett, da haben wir keine Anzüge, Krawatten und schicken Kostümchen an, da düsen wir nicht mit dicken Autos durch die Lande, nachts, da sind wir – körperlich manchmal und seelisch fast immer – nackt, und deshalb treten dann gerne die Ängste auf die Bühne des Bettes.

In den Medien wird das Thema Schlaf inzwischen immer häufiger aufgegriffen. Alle großen Magazine und Tageszeitungen haben in den letzten

> *Das Funktionieren von Körper, Seele und Geist ist auch heute noch an bestimmte konstante Naturgesetze gebunden.*

Jahren Titelstories und Sonderhefte zum Thema herausgebracht. Das Thema Schlaf ist heiß, es ist modern, es ist „hip". Sleep sells. Schlaf berührt die klinische Medizin genauso wie die Wellnessbranche und jeden Einzelnen von uns. Wer nicht gut schläft, der leidet in der Regel. Viele Menschen verkürzen die Nacht immer weiter und setzen dem Stress des Tages damit immer weniger Erholung und Aufladung entgegen. Auch die Qualität, Tiefe und Erholsamkeit des Schlafes werden schlechter. Denn die berühmten acht Stunden Schlaf sind tatsächlich für die meisten von uns notwendig, um wirklich von einem erholsamen Schlaf sprechen zu können. Doch es gibt und gäbe ja noch so viel zu erledigen am Abend. Was kann und könnte man nicht noch alles machen? In Deutschland und auch anderswo in Europa hört man immer noch zuhauf Aussprüche wie: Wer weniger als 70 Stunden pro Woche arbeitet, ist ein „Minderleister"; wer viel schlafen muss, ist nicht belastbar; echte Kerle und moderne Frauen müssen viel arbeiten, sonst gelten sie als Weicheier, Schlafmützen und Schnarchsäcke. Durch diese Haltung wird „der Nachtseite des Lebens" aber ihre wesentliche Bedeutung abgesprochen, und das rächt sich dann früher oder später durch gesundheitliche Probleme. Auch wenn wir (westlichen) Menschen uns zum Glück durch unsere geistige Entwicklung von vielen früheren existenziellen Bedrohungen durch biologische Bedingtheiten wie Unwetter, Nahrungsmangel, Raubtiere und auch das verpflichtende Anpassen an Sonnenauf- und Untergang etc. emanzipiert haben: Das Funktionieren von Körper, Seele und Geist ist auch heute noch an bestimmte konstante Naturgesetze gebunden und lässt sich immer nur in bestimmten Grenzen verändern und an neue Herausforderungen adaptieren. Die Uhren des Lebens ticken nach ihren eigenen Regeln, und wenn wir diese zu lange und zu sehr missachten, hat das fast immer irgendwelche negativen Konsequenzen.

Für viele Menschen ist es gar nicht so leicht, sich selber aus äußeren Zwängen bezüglich Zeitdruck und hoher Taktung zu befreien und eine gute Mischung aus (durchaus notwendigem und in vielen Fällen auch positivem) Stress am Tage und der darauf folgenden Erholung in der Nacht zu finden. Das Herausfinden eigener Rhythmen und das Setzen eigener Grenzen ist manchmal mühsam und erfordert ein gerüttelt Maß an Beschäftigung mit sich selbst und seiner Umwelt. Aber nicht zuletzt dadurch, dass wir die

Sensibilität für unsere inneren Signale durch die vielen äußeren Signale zunehmend einbüßen, haben wir es heute mit einer so hohen und weiter zunehmenden Zahl an Stresserkrankungen zu tun, wie dem bisher zwar noch nicht ausreichend definierten aber zweifelsohne vorhandenen Burnout-Syndrom. Schlafstörungen gehören zu den häufigsten beklagten Symptomen im Rahmen von Stressproblemen und Stresserkrankungen. Es wird geschätzt, dass etwa 2,4 % des deutschen Bruttoinlandsproduktes auf die Behandlung stress- und schlafbezogener Gesundheitsstörungen entfallen. Dies entspricht etwa 65 Milliarden Euro pro Jahr. Hierzu gehören Kosten, die durch Arbeitsunfähigkeit entstehen, Arztbesuche, Medikamente, Krankenhausaufenthalte und weitere Folgekosten. Die großen gesetzlichen Krankenkassen haben unter anderem in den Jahren 2004 und 2010 Studien herausgegeben, die einen exponentiellen Anstieg an Arbeitsausfallzeiten, Berufsunfähigkeiten und Frühverrentungen aufgrund von Stress und Schlafstörungen aufzeigen.

Ein weiteres großes „Thema der Nacht" stellen die schlafbezogenen Atemstörungen, Schnarchen und Schlafapnoe dar, die unserem Körper-Motor die Luft nehmen und ihn damit auf Dauer schwer beschädigen können. Die Rate an unerkannten krankhaften Schnarchern und Schlafapnoikern ist in der Allgemeinbevölkerung nach wie vor sehr hoch, weil Schnarchen und nächtliche Atemaussetzer vielerorts noch als Kavaliersdelikt gelten, und auch in den Köpfen vieler niedergelassener Ärzte noch nicht als behandlungsbedürftige Krankheitsbilder wahrgenommen werden.

Dieses Buch möchte Ihnen grundlegendes Wissen über den Schlaf, über seine Fähigkeit zur Akku-Aufladung, über seine Bedingungen und seine häufigsten Störungen liefern. Es möchte insbesondere Tipps, Tricks, Techniken und Empfehlungen geben, wie Sie wieder in den Schlaf finden, in Ihre ureigenste körperliche, seelische und geistige Energie-Rück-Gewinnungsphase bei Nacht.

Schlafen Sie gut! Und wenn Sie (noch) nicht schlafen können, dann lesen Sie in den wachen Stunden dieses Buch!
Ihr Michael Feld

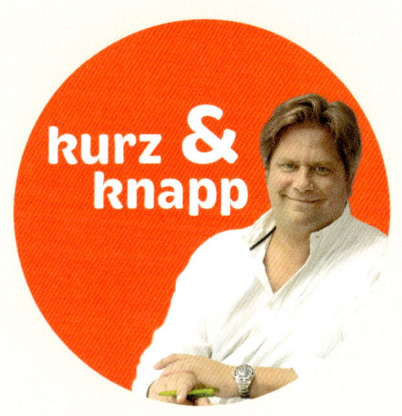

kurz & knapp

MEINE FÜNF WICHTIGSTEN TIPPS FÜR EINEN GUTEN SCHLAF

1. Halten Sie zumindest unter der Woche möglichst konstante Zubettgeh- und Aufstehzeiten ein, machen Sie ca. zwei Stunden vor dem Zubettgehen nichts Anstrengendes mehr und versuchen Sie, sieben bis acht Stunden Schlaf zu bekommen.

2. Wenn Sie schnarchen, Atemaussetzer oder abends unruhige Beine haben, tagsüber erschöpft, unerholt, unkonzentriert oder gereizt sind, dann gehen Sie zum Schlafmediziner. Oder schicken Sie Ihren Partner, wenn dies bei ihm auftritt.

3. Dreier-Regel: Wenn Sie öfter als dreimal pro Woche länger als drei Stunden pro Nacht wach sind und das länger als drei Wochen anhält, dann gehen Sie zum Hausarzt oder zum Schlafmediziner.

4. Sorgen Sie für ausreichend helles Licht und frische Luft am Morgen, ausreichend Bewegung am Tag, ausreichend Dunkelheit am Abend und bei Nacht.

5. Schaffen Sie sich eine reizarme, wohlige, gemütliche und geborgenheitsspendende Schlafumgebung. Achten Sie auf ein gutes Bett, eine gute Matratze, ein gutes Kissen und gutes Bettzeug.

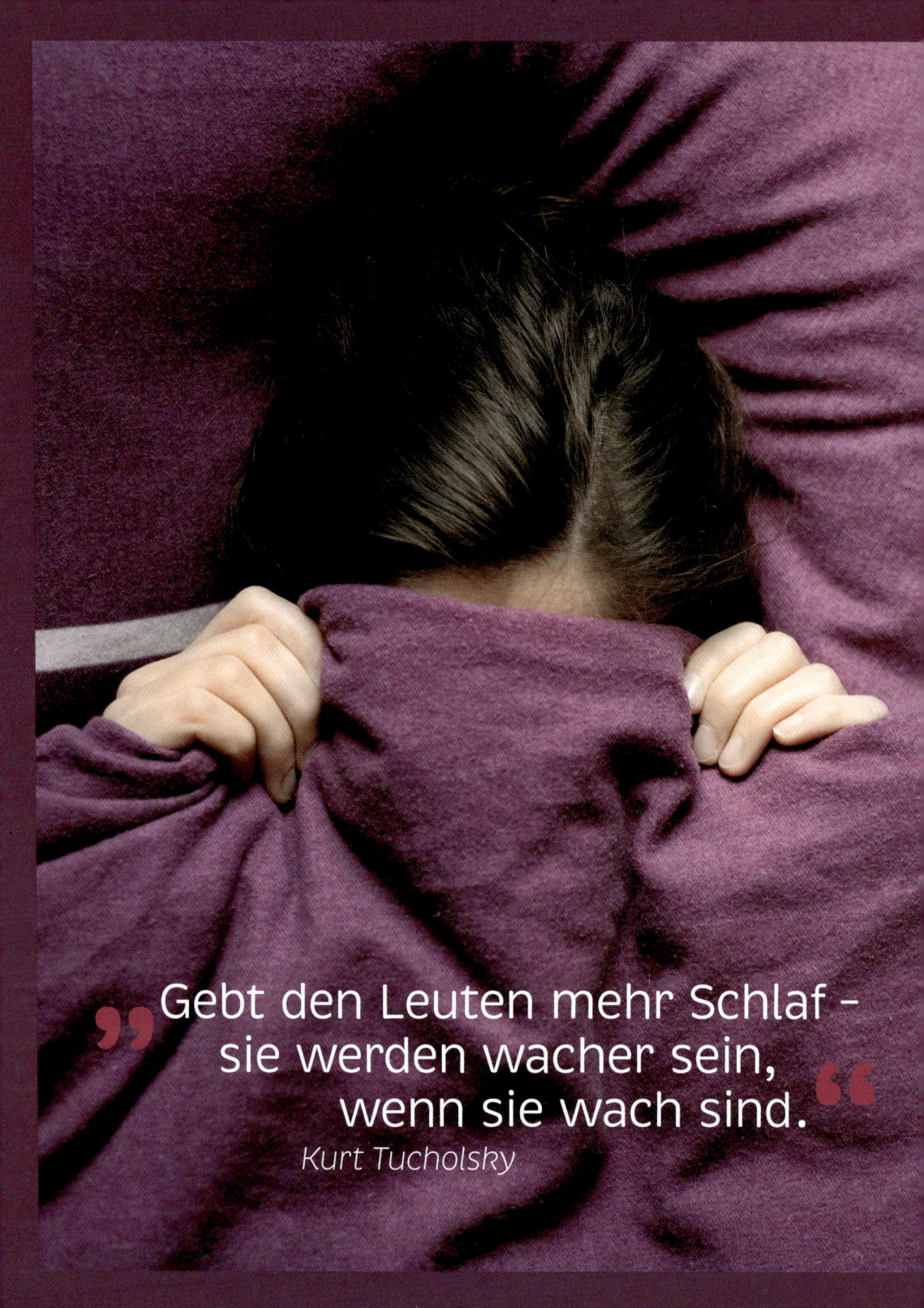

Gebt den Leuten mehr Schlaf –
sie werden wacher sein,
wenn sie wach sind.
Kurt Tucholsky

IM DUNKELN IST GUT MUNKELN

Was Schlaf ist und wofür wir ihn brauchen

Schlaf kann man aus verschiedenen Perspektiven betrachten. Schlaf hat unterschiedliche Dimensionen, Eigenschaften, Ziele und Zwecke. Einige von ihnen haben wir in der Erforschung des Schlafes bereits verstanden, andere liegen noch im Dunkeln. Lassen Sie uns in diesem Kapitel schauen, was Schlaf alles ist und sein kann und wofür wir ihn wirklich brauchen.

SCHLAF SCHAFFT UND SPART ENERGIE

Schlaf schafft Energie. Ohne Schlaf keine Leistung. Im Schlaf wird jede Menge des zellulären Haupt-Treibstoffes Adenosintriphosphat (ATP) gebildet und nachgeliefert. Ein Teil unserer normalen Müdigkeit am Ende eines Tages beruht darauf, dass im Laufe des Tages viel ATP in unseren Nerven, Muskeln und anderen Zellen abgebaut wurde und der ATP-Abbaustoff Adenosin im Blut ansteigt. Er ist einer unserer „Müdemacher", der dem Organismus signalisiert, dass es Zeit wird, ins Bett zu gehen, um die ATP-Speicher wieder aufzufüllen.

Um Kraftstoff zu tanken, muss ein Auto ruhig an der Tankstelle stehen. Würde es ständig um die Tankstelle düsen – wir Menschen also nachts umherlaufen, anstatt im Bett zu liegen –, könnten wir den Wagen nicht betanken. Und so wie wir bei unserem Auto an der Tankstelle den Motor abstellen, müssen wir im Schlaf sogar unser Bewusstsein verlieren und in bestimmte Schlafstadien eintauchen, um am nächsten Tag wirklich fit, erholt, energiereich und frisch zu sein.

Warum uns Kaffee wach hält

Koffein ist ein Gegenspieler des Adenosins. Das ist der Grund, warum uns koffeinhaltiger Kaffee zumindest kurzzeitig so schön wach machen kann. Koffein hat aber eine Halbwertszeit von drei bis fünf Stunden, d. h. das Koffein aus dem Kaffee von 15 Uhr ist oftmals erst um 20 Uhr zur Hälfte abgebaut.

Schlaf spart aber auch Energie. Im Schlaf fällt unsere Körpertemperatur um bis zu 1,5 Grad ab, weil wir nicht mehr so viel Wärmeenergie produzieren wie im Wachzustand. Dies liegt vor allem an der im Schlaf gegenüber dem Wachzustand deutlich reduzierten Muskelaktivität und daran, dass unsere Organe im Schlaf nicht so viel Energie benötigen. Unsere Muskeln sind unsere Haupt-Wärmeproduzenten, sie sind im Wachzustand ständig aktiv, selbst wenn wir nur im Sessel sitzen und uns auch sonst im Schnitt heute eher viel zu wenig bewegen. Viele Dutzend kleine Haltemuskeln sind im wachen Körper ständig in Arbeit und sorgen dafür, dass wir nicht nach vorne, hinten, links oder rechts wegkippen, dass wir aufrecht sitzen, stehen und gehen können. Alleine diese Haltemuskelaktivität produziert ständig Körperwärme. Etwa die Hälfte der Muskelarbeit wird als Wärmeenergie frei und sorgt so am Tag für ein ständig „angenehmes Innenraumklima" von etwa 37,5 Grad Celsius in unserem Körper.

Im Schlaf sind aber fast alle unsere Muskeln stark entspannt und produzieren deshalb nicht mehr so viel Wärme. Aus diesem Grund brauchen wir nachts – außer vielleicht im Hochsommer oder in sehr warmen Ländern – eine Bettdecke. Ohne diese würden wir nachts zu sehr auskühlen. Und jeder, der mit kalten Füßen ins Bett geht, weiß aus eigener Erfahrung, wie schwer es sich mit zu kalten Zehen einschlafen lässt.

Die Gesamt-Energieersparnis im Schlaf ist zwar rein rechnerisch nicht besonders groß, dennoch verschafft uns diese Art der Ersparnis wahrscheinlich ein längeres und gesünderes Leben.

REGENERATION, REPARATUR UND RE-RHYTHMISIERUNG

Schlaf ist Erholung. Schlaf dient der Regeneration, Reparatur und Re-Rhythmisierung sämtlicher Organe, Gewebe und Zellen. Der Blutdruck sinkt im erholsamen Schlaf im Schnitt um 10 bis 20 mmHG, und der Puls fällt auf Ruhewerte von meist 60 bis 70 Schlägen pro Minute ab. So kann auch unser ständig arbeitendes Herz für ein paar Stunden zumindest mal „einen Gang runterschalten". Die Atmung verlangsamt sich. Unsere Gehirn-Nervenzellen feuern synchron in rhythmisch abwechselnden Phasen, Wellen, Amplituden und Frequenzen.

Geschädigte Zellmembranen und Zellen werden nachts repariert oder gleich ganz ausgetauscht. Das Immunsystem schickt seine „Abwehr-Soldaten" aus ihren „Ausbildungslagern" in den lymphatischen Geweben (Mandeln, Lymphknoten usw.) zu den „Körperfeinden" (schädliche Bakterien, Viren usw.) in die Schleimhäute. Ein- und Durchschlafstörungen führen deshalb häufig zu einer erhöhten Infektanfälligkeit, weil unsere Immunzellen und Antikörper nicht in ausreichender Zahl gebildet werden und schlechter den Weg aus den Blutgefäßen in die Zielgewebe finden.

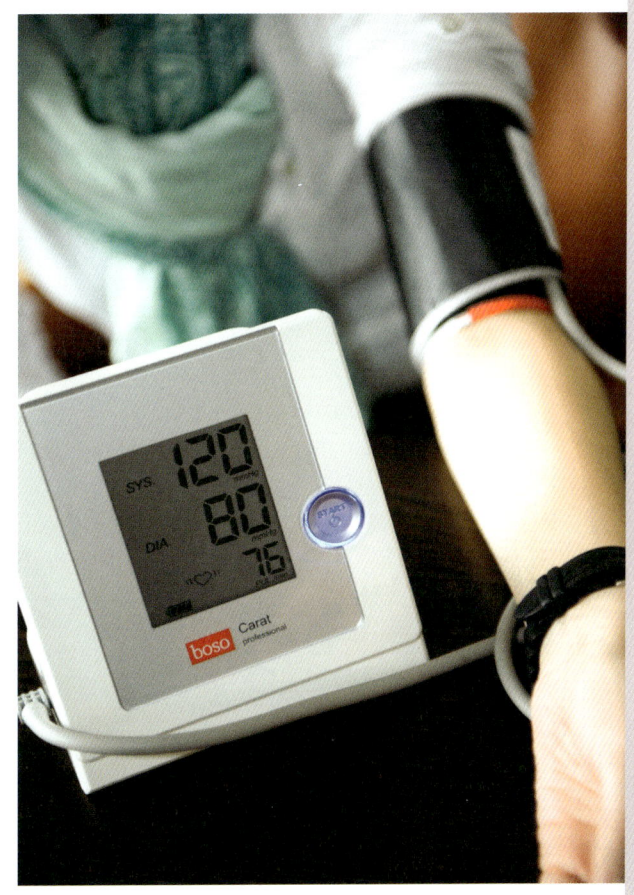

Im gesunden Nachtschlaf sinken Puls und Blutdruck ab, gestörter Schlaf kann Bluthochdruck und einen erhöhten Puls am Tage bedingen.

SCHLAFEN DIENT DEM LERNEN

Schlafen dient dem Lernen. Im Schlaf werden neue Gedächtnisinhalte abgespeichert, „in Form gebracht", seelische Inhalte verarbeitet, verdaut, neue Nervenfasern ausgebildet, neue „Kabel gelegt und verdrahtet". Gerade fürs Lernen brauchen wir Tiefschlaf und REM-Schlaf, und wenn wir durch Insomnie (Schlafstörungen) oder schlafbezogene Atmungsstörungen zu wenig oder gar keinen Tief- und REM-Schlaf bekommen, dann leiden unser Gedächtnis und unsere Konzentrationsfähigkeit.

Genauso, wie wir am PC oder Laptop immer wieder mal unsere geschriebenen Texte speichern müssen, damit sie uns nicht verloren gehen, muss unser Gehirn die am Tage ein- und aufgeschriebenen Texte (Worte, Sätze), Bilder, Töne und anderen Sinneseindrücke (Geruch, Geschmack, Tastsinn usw.) zu gewissen Zeiten immer wieder speichern, damit die wichtigsten Informationen nicht verloren gehen. Und die Haupt-Speicherphase ist der Nachtschlaf. Um das am Tage Erlebte nachts in eine komprimierte Speicherform zu bringen (in eine Art „Hirn-MP3"), müssen unser Bewusstsein und der im Wachsein ständig heranflutende Input über die Sinnesorgane abgeschaltet bzw. herunterreguliert werden. Würde das nicht geschehen, würden die zur Speicherung vorgesehenen Gedächtnisinhalte irgendwann von den neu ankommenden Informationen überschrieben, denn der aktive Arbeitsspeicher unseres Gehirns ist ohne Zwischen- und Endabspeicherung tatsächlich nur begrenzt befüllbar.

Kurzzeit- und Langzeitspeicher befinden sich nämlich zu großen Teilen auf den gleichen Nervenbahnen und in den gleichen Hirnteilen. Würden also keine regelmäßigen und ausreichenden Speicher- und Verarbeitungszeiten eingebaut, würden sich Kurz- und Langzeitgedächtnis wahrscheinlich stören. In diesem Bereich forscht unter anderem der Tübinger Neurowissenschaftler Prof. Dr. Jan Born sehr aktiv. Viele hoch spannende Erkenntnisse zu Lernen und Schlaf stammen aus seinen Forschungen.

ART UND DAUER UNSERES SCHLAFES VERÄNDERN SICH MIT DEM LEBENSALTER

Art und Dauer unseres Schlafes verändern sich mit dem Lebensalter und den Lebensphasen. Verbringt ein Neugeborenes noch 16 von 24 Stunden pro Tag schlafend (und davon die Hälfte im Traum- bzw. REM-Schlaf), brauchen 14-Jährige noch acht bis neun Stunden Schlaf und 70-Jährige im Schnitt nur noch sechs bis sieben Stunden. Dabei nimmt im Laufe des Lebens insbesondere der REM-Schlafanteil prozentual am meisten ab. Dies liegt zum einen darin begründet, dass – je älter wir werden – in der Regel einfach nicht mehr so viel Neues im Leben passiert, was wir nachts abspeichern, verkabeln, verarbeiten, verdauen müssen, und zum anderen auch daran, dass alle unsere Systeme im Laufe des Lebens „in die Jahre gekommen sind" und einfach nicht mehr ganz so gut funktionieren. Und das trifft eben auch für den Schlaf zu. Zudem pendelt sich erst ab etwa dem zehnten Lebensjahr der von uns heute

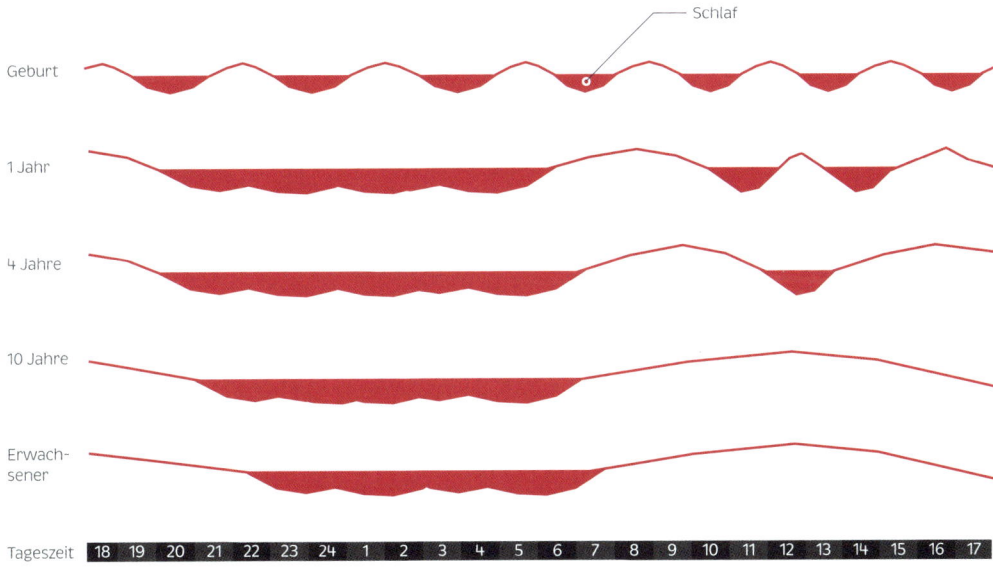

Anzahl und Länge der Schlafphasen eines Menschen im Laufe seiner Entwicklung

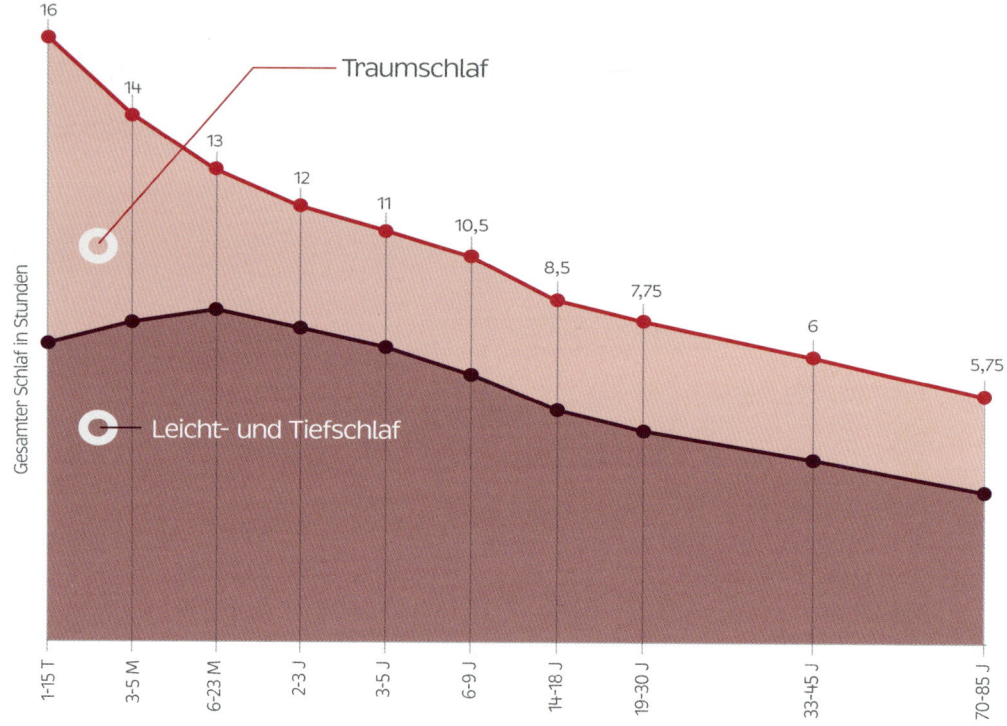

16

14

13

12

11

10,5

8,5

7,75

6

5,75

Traumschlaf

Leicht- und Tiefschlaf

Gesamter Schlaf in Stunden

1-15 T | 3-5 M | 6-23 M | 2-3 J | 3-5 J | 6-9 J | 14-18 J | 19-30 J | 33-45 J | 70-85 J

Dauer und Zusammensetzung unseres Schlafs verändern sich mit dem Lebensalter. Ein Neugeborenes schläft noch ca. 16 Stunden täglich und verbringt davon ca. 50 % im REM-Schlaf. Im Alter verringert sich die Schlafdauer auf ca. sechs bis sieben Stunden, mit der größten Abnahme beim Traum- bzw. REM-Schlaf.

praktizierte „Monoblock-Nachtschlaf" ein. Ein Neugeborenes wechselt noch alle paar Stunden zwischen Wachen und Schlafen, und ein vierjähriges Kind braucht mindestens noch eine weitere Schlafphase am Tage.

Dass die meisten von uns – sofern sie durchschlafen können – nur noch eine lange Schlafphase nachts haben, ist auch eher eine Erfindung unserer modernen Zeit, denn so „einphasig" haben wir Menschen nicht immer geschlafen. Noch vor etwa 200 Jahren schlief man in Europa größtenteils ganz anders. Oft verteilte sich auch der Nachtschlaf durchaus auf mehrere einzelne Episoden, unterbrochen von kollektiven Wachphasen. Man musste die Kinder stillen, die Pferde tränken, Holz nachlegen, man traf sich nachts um drei zum Essen, man redete, man ging wieder schlafen. Allerdings gab es

Anlegen der großen Schlafverkabelung (Polysomnographie; s.a. Grafik S. 26) >

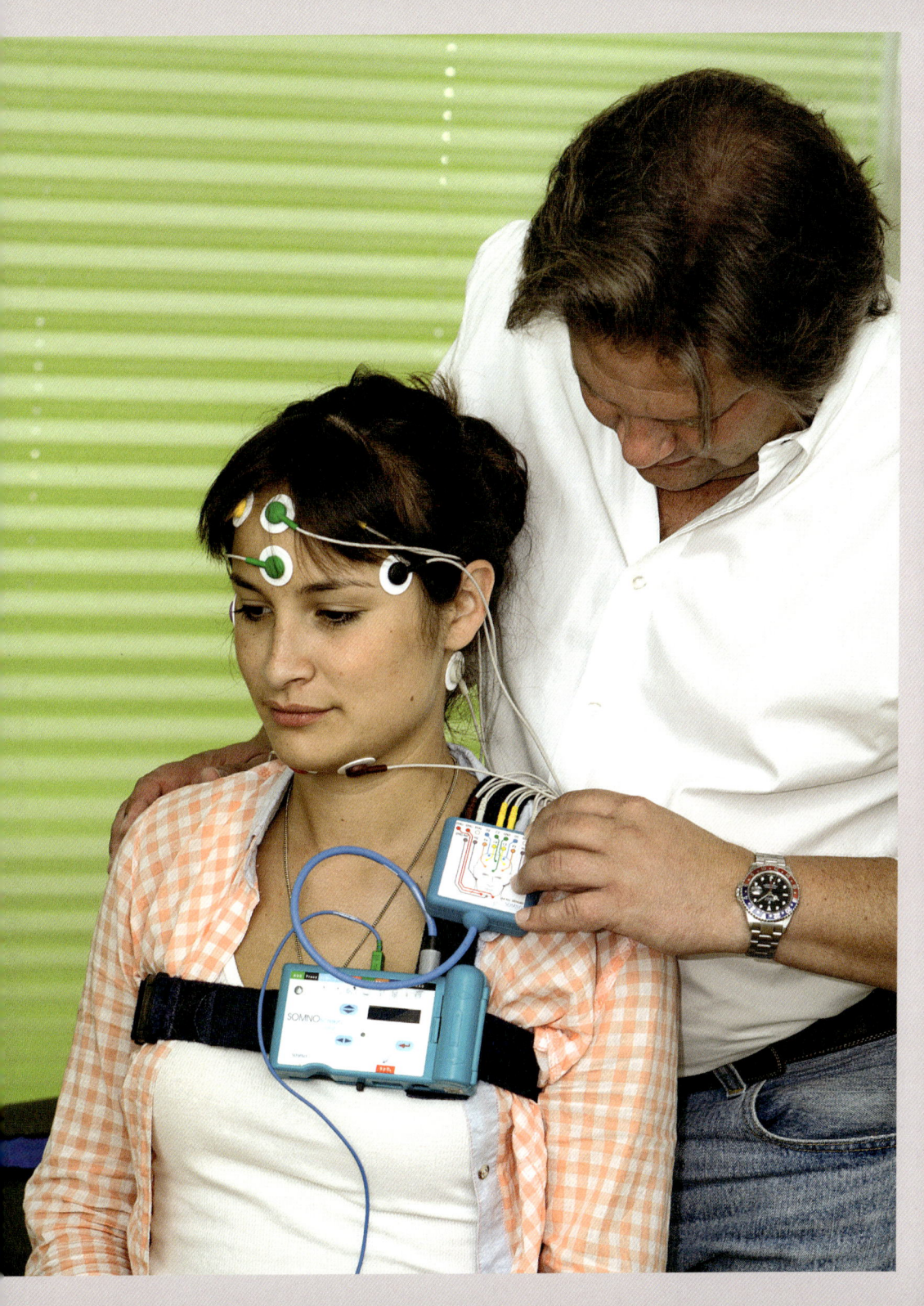

damals auch noch keinen so starren Termindruck am nächsten Tag, und die Anforderungen an das energieverbrauchende Großhirn waren nicht so hoch wie heute. Man testet heute, ob man nicht auch mehrfach über 24 Stunden verteilt z. B. je vier Stunden schlafen und dann wieder wach sein könnte (sog. polyphasischer Schlaf). Ist es im Schlafraum ruhig und dunkel genug, scheint das zu klappen. Auch ältere Menschen schlafen häufiger mehrmals am Tag, weswegen sie dann nachts auch öfter wach liegen. Wir alle werden – auch in diesem Punkt – im Alter wieder ein bisschen wie die Kinder.

EINSCHLAFEN – ÜBERGANG VOM BEWUSSTEN ZUM UNBEWUSSTEN

„Ab dem Einschlafen gehören wir dem lieben Gott". So könnte man – etwas religiös formuliert – die Tatsache umschreiben, dass wir im Schlaf normalerweise keine bewusste Kontrolle mehr über uns und die schlafenden Stunden besitzen. Ab dem Einschlafen läuft ein eigenes, unserer bewussten Kontrolle entzogenes, uraltes, rhythmisches Programm in unserem Organismus ab. Mithilfe der Polysomnographie können wir den Schlaf seit etwa den 1960er-Jahren näher und genauer beobachten und analysieren. Polysomnographie bedeutet übersetzt in etwa „Viel-(Kanal)-Schlaf-Aufzeichnung", zu der unter anderem folgende neurologische Biosignale gehören: die nächtliche Hirnstrommessung (Elektroenzephalogramm, EEG), die Registrierung nächtlicher Augenbewegungen (Elektrookulogramm, EOG) und die Aufzeichnung nächtlicher Muskelspannungen (Elektromyogramm, EMG).

> Während einer Nacht durchlaufen wir in der Regel vier bis fünf Schlafzyklen, die jeweils etwa 90 Minuten dauern.

In der Schlafforschung und Schlafmedizin werden insgesamt fünf Schlafstadien unterschieden, die sich insbesondere hinsichtlich der drei oben genannten

Parameter EEG, EOG und EMG erkennen und unterscheiden lassen. Während einer gesunden Nacht durchlaufen wir in der Regel vier bis fünf Schlafzyklen, die jeweils etwa 90 Minuten dauern. In diesen Zyklen „durchschlafen" wir nacheinander Leicht-schlaf, Tiefschlaf und REM-Schlaf und werden am Ende einer REM-Phase meist ganz kurz wach; dieses oftmals aber, ohne dass wir eine bewusste Erinnerung daran

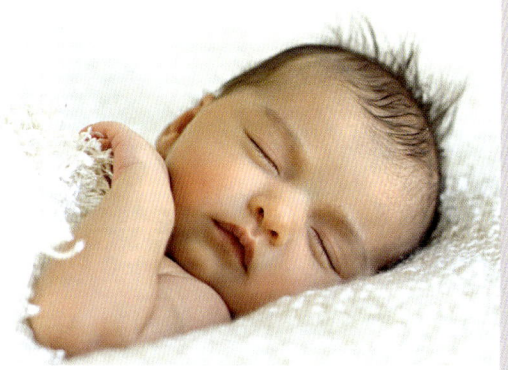

haben. Wir müssen nämlich mindestens etwa 60 Sekunden wach sein, damit wir dieses Wachsein bewusst erleben und uns erinnern können. An alles was kürzer dauert, haben wir meist keine Erinnerung. Die Verteilung der einzel-nen Schlafphasen innerhalb der vier bis fünf Zyklen verändert sich im Laufe der Nacht. In der ersten Nachthälfte holt sich unser Organismus viel Tief-schlaf, in der zweiten Nachthälfte mehr Leichtschlaf und REM-Schlaf. Unter anderem deshalb sind wir in der zweiten Nachthälfte auch leichter weckbar, sei es durch äußere Reize wie Geräusche (schnarchender Partner, Flugzeug, Autos), Licht- oder Temperaturschwankungen, sei es durch innere Reize wie eine volle Blase, Hustenreiz oder den häufig auftretenden Reflux (Magen-säure kommt in Kontakt mit der Speiseröhrenschleimhaut und reizt diese).

Am Anfang der Einschlafphase messen wir im EEG einen sogenannten Alpha-Rhythmus, Hirnstromfrequenzen zwischen 8 und 13 Hz, wie man sie z. B. auch bei Meditierenden findet. Man nennt das Alpha-Stadium auch ent-spannte Wachheit. Wenn wir dann ruhig, in unserer Lieblingshaltung, halb eingemummelt auf unserer Lieblings-Einschlafseite liegen, werden die Hirn-stromfrequenzen langsamer, denn dann fangen immer mehr Hirnnervenzel-len an, ihre Arbeit orchestermäßig synchron zu vollbringen. Die Frequenzen im EEG verlangsamen sich weiter, die Ausschläge werden dafür höherampli-tudiger, die Wellen gehen in einen Bereich von 4 bis 8 Hz über, das sogenann-te Theta-Stadium stellt sich ein. Hier ist meist der Wach-Schlaf-Übergang festzumachen, hier legt sich der Schalter um, in diesem Stadium verlieren wir meist unser Bewusstsein und treten ein in die spannende, dunkle, bunte Welt

Polysomnographie (Große Schlafanalyse)

Hiermit können nachts – je nach Gerät – zwischen 12 und über 20 verschiedene Körperfunktionen gleichzeitig aufgezeichnet werden. Die meisten Polysomnographien werden in Schlaflaboren durchgeführt, in denen man übernachtet. Im Privatkassen- und Selbstzahlerbereich geht dies inzwischen aber auch mobil, d.h. die Patienten können nach der abendlichen Verkabelung in der Praxis in ihrem eigenen Bett zu Hause schlafen.

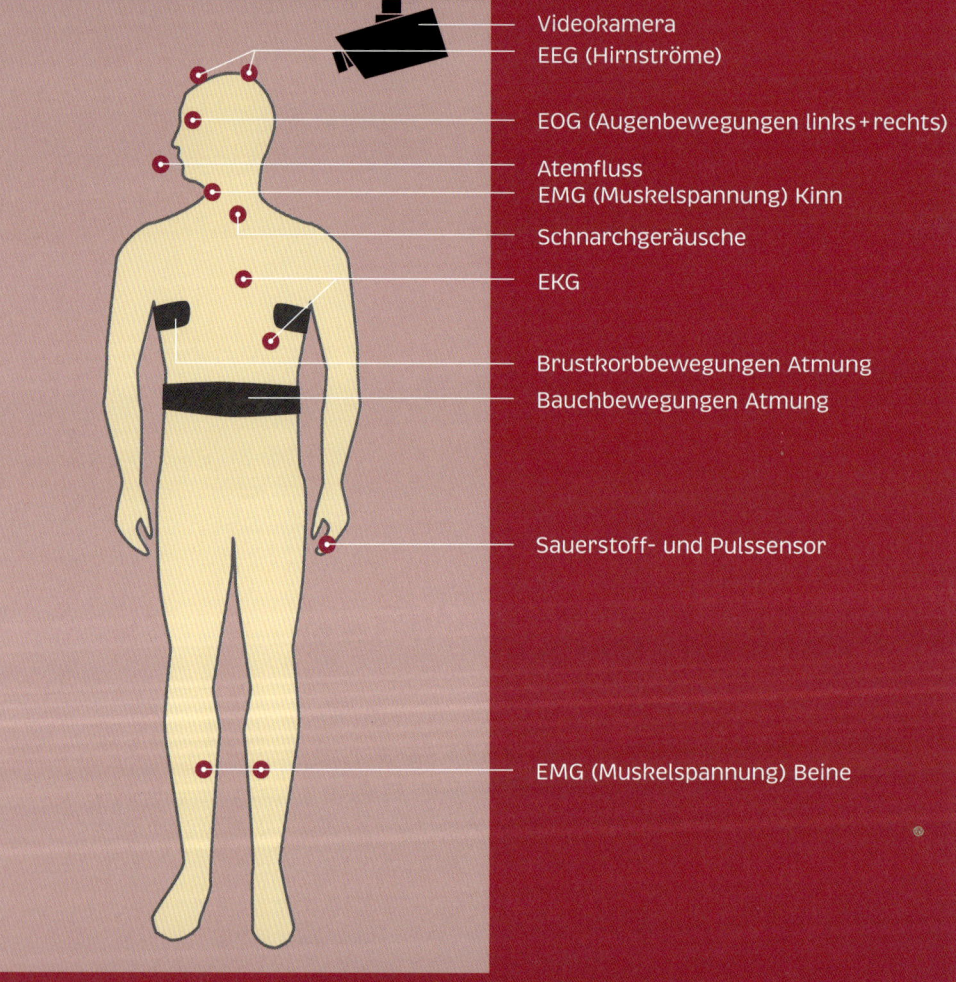

Videokamera
EEG (Hirnströme)

EOG (Augenbewegungen links + rechts)

Atemfluss
EMG (Muskelspannung) Kinn

Schnarchgeräusche

EKG

Brustkorbbewegungen Atmung
Bauchbewegungen Atmung

Sauerstoff- und Pulssensor

EMG (Muskelspannung) Beine

des Schlafes und seiner Gesetze. Oder eben auch nicht. Denn wenn wir insgesamt zu angespannt sind, können wir nicht einschlafen. Wenn unser Gehirn noch zu hoch „dreht", zu sehr „rotiert", die Hirndurchblutung noch zu hoch ist, ist das Gehirn noch zu aktiv und zu warm zum Einschlafen.

DIE VERSCHIEDENEN SCHLAFSTADIEN

Anhand der Menge und Verteilung der EEG-Frequenzbänder Alpha, Theta und Delta unterscheidet man vier bzw. fünf verschiedene Schlafstadien. Bis vor einiger Zeit wurden diese Schlafstadien weltweit nach einer Einteilung der U.S.-amerikanischen Schlafforscher A. Rechtschaffen und A. Kales von 1968 klassifiziert. Sie bezeichneten die Schlafstadien S1, S2, S3 und S4 als NONREM-Stadien (in denen kein REM-Schlaf auftritt) und das Stadium,

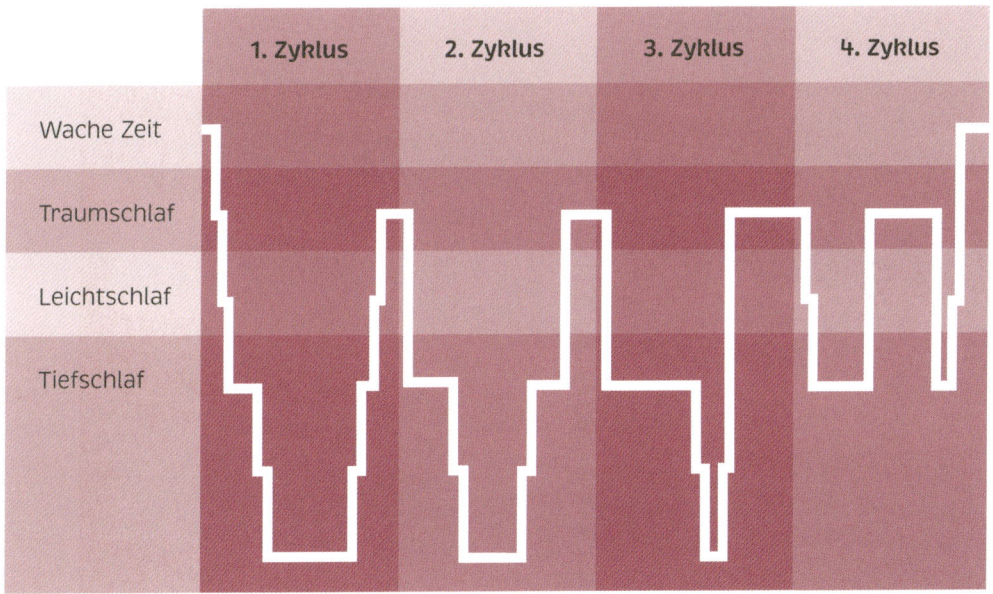

In jeder Nacht durchlaufen wir normalerweise vier bis fünf Schlafzyklen von je etwa 90 Minuten Dauer. Hierbei kommen wir vom Leichtschlaf in den Tiefschlaf, von dort wieder in den Leicht- und dann in den REM-Schlaf. In der ersten Nachthälfte „holen" wir uns vermehrt Tiefschlaf, in der zweiten Nachthälfte mehr Leicht- und REM-Schlaf. Ein gesunder Schlaf sollte ca. 20 % Tiefschlaf, 20 % REM-Schlaf und 60 % Leichtschlaf haben.

in dem die schnellen Augenbewegungen auftreten und in dem wir meistens träumen, als REM-Schlaf.

Im Jahre 2007 fasste die American Association of Sleep Medicine (AASM) die beiden vorherigen Tiefschlafstadien S3 und S4 zu einem einzigen Tiefschlafstadium N3 zusammen, die beiden Leitschlafstadien – jetzt N1 und N2 genannt – sowie REM blieben gleich. Viele Schlaflabore benutzen aus Praktikabilitätsgründen aber weiterhin die alte Klassifikation. Der Einfachheit halber wird in diesem Buch daher auch nur die Einteilung nach Rechtschaffen und Kales verwendet.

Eine gesunde Nacht verläuft bei Erwachsenen nach einer relativ festen Rhythmik, die allerdings durch verschiedene „Dämonen der Nacht", (siehe Kapitel 3) empfindlich störbar ist. Und so wie es gute und schlechte „Esser" gibt, gibt es – genetisch bedingt – auch gute und schlechte Schläfer: Manche Menschen schlafen seit Kindheit wie die Steine, sind durch nichts und niemanden störbar, und manche Menschen waren schon immer durch alle möglichen Geräusche oder Zipperlein weckbar.

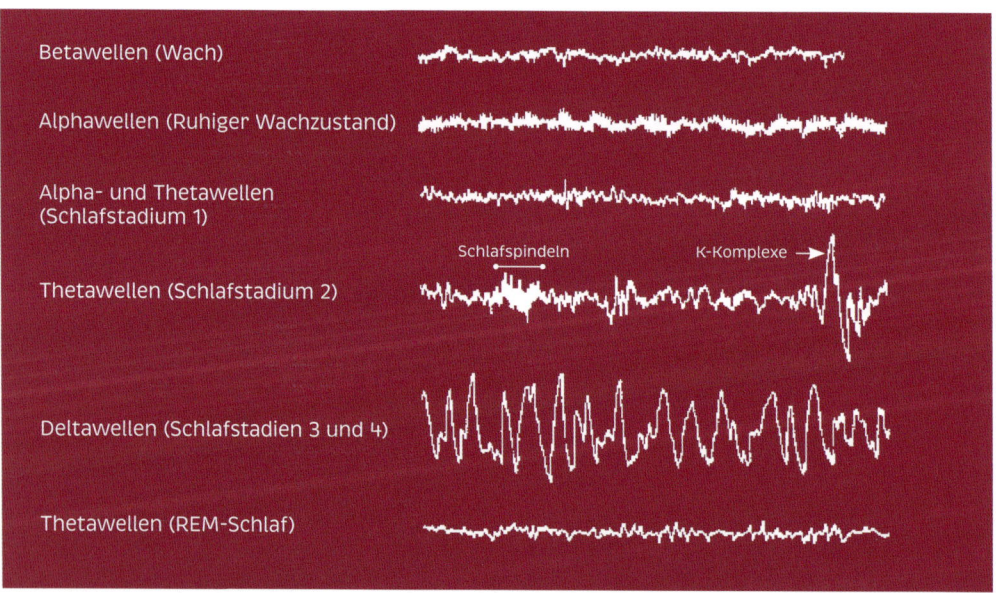

Betawellen (Wach)

Alphawellen (Ruhiger Wachzustand)

Alpha- und Thetawellen (Schlafstadium 1)

Schlafspindeln   K-Komplexe →

Thetawellen (Schlafstadium 2)

Deltawellen (Schlafstadien 3 und 4)

Thetawellen (REM-Schlaf)

Die Abbildung zeigt Hirnstrom-Muster in den verschiedenen Schlafstadien des Menschen. Diese EEG-Wellen werden mit Oberflächenelektroden von der Stirn- bzw. Kopfhaut abgeleitet. Sie zeigen uns hauptsächlich den Aktivitätsgrad des Großhirns an, weil dieses am dichtesten unter dem Schädelknochen liegt und weil es im Vergleich zu anderen Gehirnteilen mengenmäßig die meisten Nervenzellen beinhaltet.

Der Leichtschlaf

Etwa 60 % eines gesunden Schlafes verbringen wir im Leichtschlaf. Besonders in der zweiten Nachthälfte dominieren neben dem Traumschlaf die Leichtschlafphasen S1 und S2. Das Schlafstadium S1 wird von den meisten Menschen als Schlaf erlebt, von manchen aber als wach. Unter Schlafgestörten finden sich viele, die S1 als wach erleben, wodurch es zu dem nach einer Schlafanalyse häufig anzutreffenden Phänomen kommt, dass der Patient sagt: „Ich habe die ganze Nacht kein Auge zugemacht", der Schlafmediziner aber zumindest genügend Leichtschlaf sieht. Leichtschlaf alleine reicht aber nicht, um sich am nächsten Morgen ausgeschlafen und erholt zu fühlen. Dafür braucht es definitiv Tief- und Traumschlaf. Das Schlafstadium S 2 ist tiefer als S1 und zeigt zusätzlich zu Thetawellen noch sogenannte Schlafspindeln und K-Komplexe, welche als kurze Einstreuungen aus tiefer liegenden Hirnteilen in die Großhirnrinde gelten.

Der Tiefschlaf

Wenn sich mindestens 20 % unserer nächtlichen Hirnwellen im Deltastadium (0,5 – 3 Hz) befinden, sprechen wir von Tiefschlaf. S3 gilt bei 20 bis 50 % Deltaschlaf, S4 sagt man, wenn mindestens 50 % Deltawellen zu sehen sind. Der Tiefschlaf ist die Haupt-Regenerationsphase des biologischen Teils unseres Organismus und letztlich auf Dauer unverzichtbar für unsere Gesundheit. Etwa 20 % unseres Schlafes sollten auf Tiefschlaf entfallen. Tiefschlafphasen finden sich hauptsächlich in der ersten Nachthälfte. Im Tiefschlaf speichern wir hauptsächlich Wissensdinge ab (sog. deklaratives oder explizites Gedächtnis), während wir im Traumschlaf eher Handlungsabläufe abspeichern wie zum Beispiel Fahrradfahren, Klavierspielen oder Ähnliches (sog. prozedurales oder implizites Gedächtnis). Im Tiefschlaf wird das Wachstumshormon aus der Hirnanhangsdrüse in die Blutbahn abgegeben. Dieses Hormon sorgt für den Muskelaufbau und stimuliert das Knochenwachstum.

Im Tiefschlaf „lernt" auch unser Immunsystem. Impft man Probanden beispielsweise mit einem Impfstoff gegen Hepatitis A und entzieht ihnen darauffolgend im Schlaflabor selektiv den Tiefschlaf, fällt ihre Immunantwort auf die Impfung (also der Impferfolg) schlechter aus, als wenn man ihnen den

Tiefschlaf lässt. Stört man ihre anderen Schlafphasen und lässt aber den Tief-schlaf in Ruhe, wird die Immunantwort nicht so stark vermindert.

Unsere Immunzellen haben auch ein Gedächtnis. Sie müssen sich nämlich ganz genau merken, wie bestimmte Bakterien und Viren „aussehen", damit sie sie bei erneutem Kontakt als fremd oder feindlich (wieder)erkennen. Unse-re Immunzellen erkennen unsere „Feinde" zumeist an bestimmten Eiweißen ihrer Oberflächenstruktur. Bei Tiefschlafentzug und auch bei Schlafmangel insgesamt erkennt das Immunsystem feindliche Keime bei einem Zweitkon-takt nicht mehr so gut, und entsprechend schlechter verläuft die Infektabwehr.

Der REM-Schlaf

Etwa 20 % eines erholsamen Schlafes sollten auf den Traumschlaf, genauer gesagt, den REM-Schlaf entfallen. Wir träumen auch in den Tiefschlaf-Pha-sen, aber während dort die Träume eher sachlicher Natur sind (z. B. Fak-tenlernen), sind die Träume der REM-Phasen die bildhafteren, lebhafteren und emotional stärker gefärbten. Deshalb können wir uns, wenn überhaupt, meist besser an die REM-Schlaf-Träume erinnern.

Mediziner und Wissenschaftler wissen fast alles, was Trauminhalte angeht, nur von den Erzählungen der Träumer selbst, denn es gibt bisher noch kein Messverfahren, das erlaubt, wirklich inhaltlich beim Träumen zuzuschauen. Falls es der Wissenschaft je gelingen sollte, Träume und Traumbilder wäh-rend des Traumes selber aufzuzeichnen – was natürlich überaus faszinierend und spannend wäre –, so würde dies aber zweifelsohne in manchen Fällen zu zwischenmenschlichen Problemen führen können: Stellen Sie sich vor, Ihr Partner träumt feurigste erotische Sachen, nur halt leider nicht von Ihnen. Die DVD mit den Traumbildern möchten Sie dann nicht in die Finger be-kommen – oder eben gerade doch.

Wir erkennen den REM-(Traum-)Schlaf in der Polysomnographie haupt-sächlich durch eine „augenfällige" Besonderheit: die schnellen Augenbewe-gungen, engl: Rapid Eye Movements, von denen diese besondere Phase auch ihren Namen hat. In stakkatoartigen Salven bewegen sich unsere Augen hin und her, hoch und runter, während unsere anderen Muskeln völlig entspannt sind, unser Gehirn aber dabei fast so aktiv ist wie im Wachzustand. Aufgrund

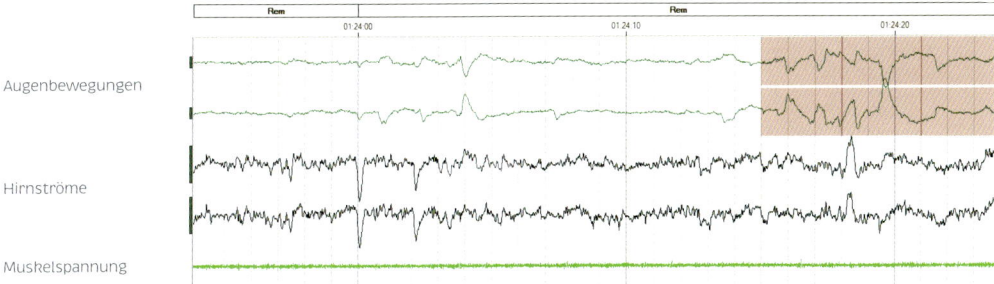

Augenbewegungen

Hirnströme

Muskelspannung

REM-Phase mit den charakteristischen schnellen Augenbewegungen (**R**apid **E**ye **M**ovements) im Elektrookulogramm (EOG), den beiden oberen grünen Linien. Im REM-Schlaf ist das EEG so aktiv wie im Leichtschlaf (schwarze Linien), die Muskelspannung (einzelne hellgrüne Linie unten) ist aber im Vergleich zu allen anderen Schlafphasen am geringsten. Aufgrund der Diskrepanz von aktivem EEG und maximal entspannten Muskeln nennt man den REM-Schlaf auch „paradoxen Schlaf".

dieser Diskrepanz zwischen fast maximal entspanntem Körper und sehr regem Gehirn wird der REM-Schlaf auch „paradoxer Schlaf" genannt.

Mit Hilfe bildgebender Verfahren wie funktioneller Kernspintomographie (fMRT) und Positronen-Emissionstomographie (PET) können wir heute sehr schön zeigen, dass das Gehirn im REM-Schlaf fast so stark durchblutet ist wie im Wachzustand. Im Tiefschlaf hingegen ist die Gehirndurchblutung deutlich vermindert. Es scheint also so zu sein, dass im Traumschlaf viel im Gehirn passiert, was Durchblutung erfordert, somit eine erhöhte Stoffwechselaktivität braucht. Unsere Traumaktivität scheint ein Ausdruck dieser nächtlichen „Arbeit" zu sein. Doch so ganz genau wissen wir

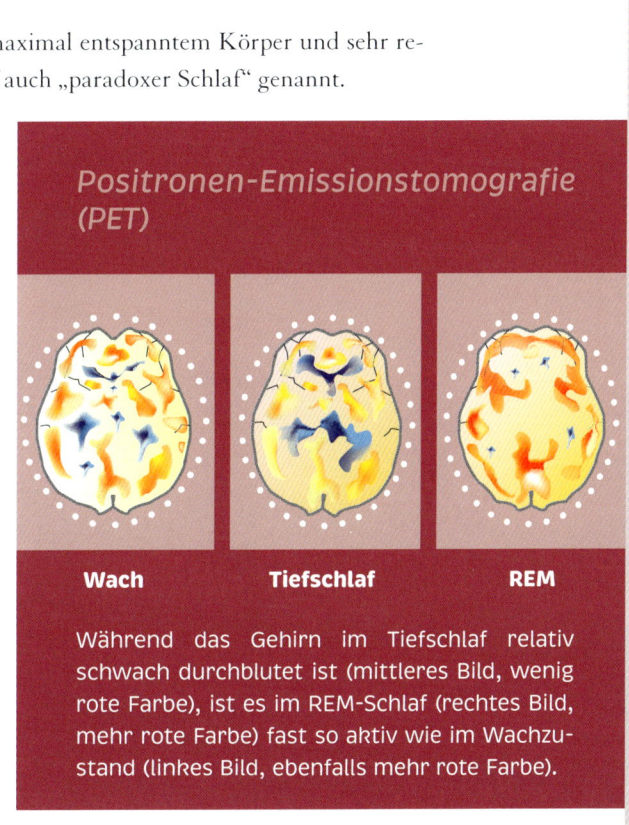

Positronen-Emissionstomografie (PET)

Wach **Tiefschlaf** **REM**

Während das Gehirn im Tiefschlaf relativ schwach durchblutet ist (mittleres Bild, wenig rote Farbe), ist es im REM-Schlaf (rechtes Bild, mehr rote Farbe) fast so aktiv wie im Wachzustand (linkes Bild, ebenfalls mehr rote Farbe).

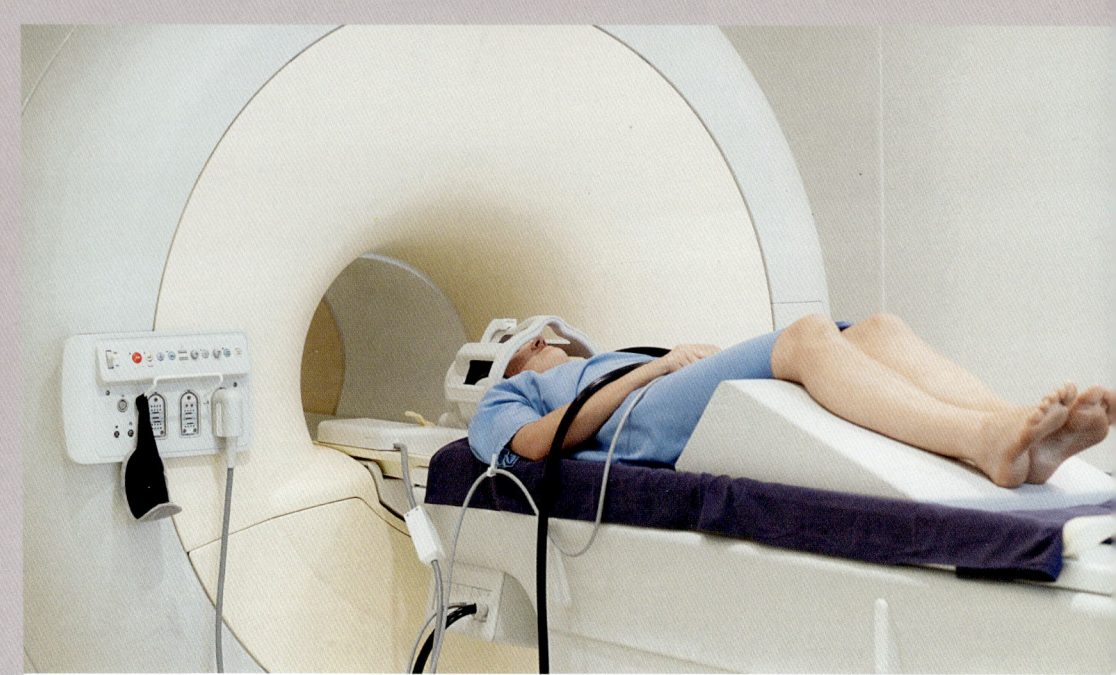

Patient im Kernspintomograph (MRT) mit zusätzlich angelegter Kopfspule. Funktionelle Kernspintomographie (fMRT) und Positronenemissionstomographie (PET) ermöglichen uns heute faszinierende Einblicke in die Tätigkeit des Gehirns beim Denken, Fühlen, Wachen und Schlafen.

heute immer noch nicht, welche Funktionen unsere Träume genau haben, wir wissen nur sehr wohl, dass Traumschlaf wichtig ist. Denn wenn man Menschen selektiv den REM-Schlaf entzieht, indem man sie immer gerade dann weckt, wenn sie in die REM-Phasen eintreten wollen, dann können sie zum Beispiel am nächsten Tag bestimmte vorher gelernte Aufgaben nicht so gut erledigen, wie wenn man sie hätte friedlich „REMen" lassen.

Viele Theorien ranken sich um das Phänomen des REM-Schlafs. So wird diskutiert, dass der REM-Schlaf auch eine Art Thermostat des Gehirns sein könnte. Dadurch, dass wir im Schlaf kaum Muskelaktivität haben, produzieren wir auch nicht so viel Körperwärme wie am Tag, wenn zumindest einige unserer Muskeln arbeiten. Das Gehirn als unsere wichtigste Steuerzentrale muss aber auch nachts immer eine gewisse Betriebstemperatur haben und halten. Es könnte deshalb sein, dass das zyklische „Anspringen" des REM-Schlafs als eine Art „Ofen" fürs Gehirn dient. Dem würde auch entsprechen, dass die REM-Phasen in der zweiten Nachthälfte bis zum Morgen hin immer länger werden. Denn je länger wir schlafen, desto länger bewegen wir unsere Muskeln nicht und desto länger muss der Körper seine Wärmeenergie aus anderen Quellen als den Muskeln schöpfen.

REM-SCHLAF UND DEPRESSION

Wir wissen, dass im REM-Schlaf motorische Fähigkeiten wie zum Beispiel das Erlernen einer neuen Sportart oder das Fahrradfahren bei Kindern trainiert wird. Auf der anderen Seite setzt man REM-Schlafentzug gezielt bei depressiven Menschen ein. Entzieht man Depressiven den REM-Schlaf, geht es ihnen am nächsten Tag oft deutlich besser. Das hält aber leider meist nur so lange an, bis sie irgendwann wieder „REMen". Dann sind die depressiven Symptome wieder da. Auch können wir bei Depressiven in der Schlafanalyse einen früher als normal einsetzenden REM-Schlaf sehen sowie oft vermehrten REM-Schlaf und innerhalb der REM-Phasen deutlich intensivierte Augenbewegungen sehen.

Wir wissen, dass der REM-Schlaf hauptsächlich durch den Botenstoff Acetylcholin vermittelt wird. Acetylcholin kann Depressivität auslösen oder verstärken, dies gilt aber nicht für alle Depressionsformen und nicht für alle Menschen gleich. Deshalb wirken auch Medikamente, die Acetylcholin im Gehirn vermindern (z. B. die trizyklischen Antidepressiva Amitryptilin, Trimipramin und Doxepin), nicht bei allen Depressiven gleich gut.

Zudem ist Acetylcholin ein überaus wichtiger Botenstoff auch für ganz andere Körperfunktionen wie Speichelproduktion, Schweißproduktion oder auch Blasen- und Darmtätigkeit. Dementsprechend litten früher viele mit Trizyklika hoch dosiert behandelte Patienten unter den Nebenwirkungen Mundtrockenheit, fehlendes Schwitzen sowie teils hartnäckige Verstopfung. Heute werden Trizyklika nur noch

> *Entzieht man Depressiven den REM-Schlaf, geht es ihnen am nächsten Tag oft deutlich besser.*

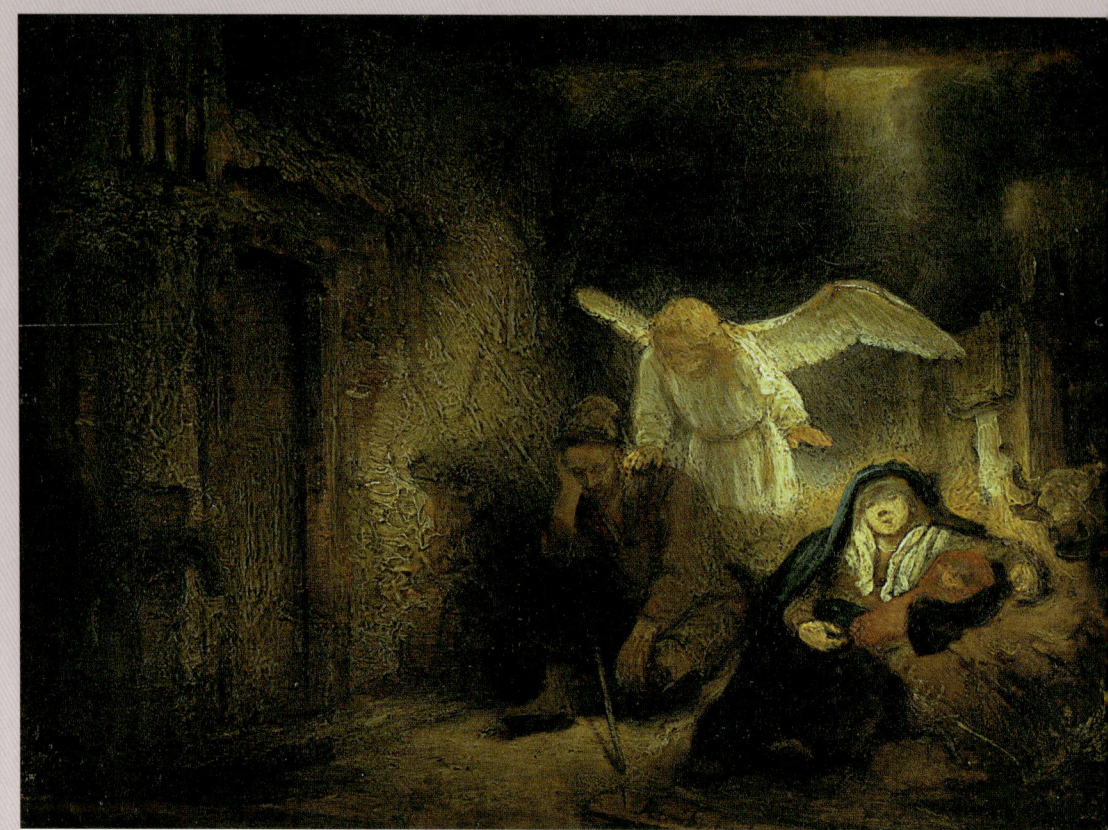

Der Engel erscheint Josef in einem Traum
Rembrandt, 1645, Holztafel, Gemäldegalerie der Staatlichen Museen, Berlin

vereinzelt zur Depressionsbehandlung eingesetzt, allerdings wirken sie in niedriger Dosierung oft gut gegen Ein- und Durchschlafstörungen. Sie wirken in niedrigen Dosierungen nicht so sehr über die Verminderung von Acetylcholin, sondern mehr über Histaminrezeptoren und haben dadurch sehr viel weniger Nebenwirkungen, und sie machen vor allem nicht abhängig, ein sehr großer Vorteil dieser Substanzen beim Einsatz gegen Schlafstörungen. Allerdings wirken sie leider nicht bei jedem gleich gut.

TRÄUME

Wir alle träumen in der Regel mehrmals pro Nacht, auch wenn wir uns oft nicht an unsere Träume erinnern können. Wir träumen sowohl im REM-Schlaf als auch im Tiefschlaf, aber die REM-Träume sind lebhafter, bildhafter und emotionaler als die Tiefschlafträume. Die meiste Erinnerung haben wir häufig an den letzten Traum vor dem Aufwachen. Sigmund Freud nannte den Traum den Königsweg zum Unbewussten.

Träume bieten den Menschen seit Urzeiten Bilder an, die je nach Kulturkreis anders gesehen und gedeutet werden.

Freud ließ seine Patienten in der psychoanalytischen Behandlung ihre Träume nacherzählen und deutete aus diesen Traumerzählungen unbewusste seelische Vorgänge. Tatsächlich scheint es so zu sein, dass im Traum sehr viele bildhafte Informationen aus unserem Seelenleben durchlebt, verdaut und bearbeitet werden.

Gerade emotional belastende oder nicht gern gesehene Dinge, Szenen und die dazugehörigen Affekte werden vermehrt ins Unbewusste geschoben und damit verdrängt. Damit sind sie aber nicht weg, sondern befinden sich nun eventuell an anderen Speicherplätzen im Hirn, von wo aus sie dem Betreffenden Beschwerden in Form von körperlichen Symptomen machen können, oder eben auch im Traum Bilder, Szenen und Geschichten hervorbringen können.

Träume bieten den Menschen seit Urzeiten Bilder an, die je nach zugehörigem Kulturkreis anders gesehen, bewertet und gedeutet werden. Bereits im Alten Testament erscheinen Traumberichte, so zum Beispiel die von Josef in Ägypten.

Im antiken Griechenland deuteten Priesterinnen die Träume, und in manchen Indianervölkern gehörte das allmorgendliche Erzählen und Deuten von Träumen zum festen ritualisierten Programm. Aus der Märchenforschung wissen wir, dass insbesondere Kinder bildhafte mythische Geschichten vor dem Schlafengehen gerne in den Träumen verarbeiten und abspeichern. So kommt den Bettgeschichten (Märchen) eine bedeutsame Funktion zur Verankerung der spezifischen Mythen und Symbole des jeweiligen Kulturkreises und Volkes zu, weil insbesondere Märchen das kindliche Gehirn bei Nacht zu mannigfachen Assoziationsketten anregen.

Der Träumer – vom Zuschauer bis zum Regisseur

Grundproblem der Traumforschung ist und bleibt bisher, dass wir Trauminhalte immer nur vom Träumer selbst erfahren können, wenn wir ihn wecken oder wenn er von selber wach wird, und wir bis dato keine Möglichkeit haben, das Traumgeschehen selber zu beobachten oder zu objektivieren. Wir sehen in der Polysomnographie zwar, wann jemand REM-Schlaf hat und wie oft und auch wie intensiv die Augenbewegungen sind, und können hierdurch indirekt auf ein eventuell verstärktes Traumgeschehen schließen. Letztlich ist uns dieses Geheimnis aber bisher tatsächlich nur indirekt durch die Erzählungen und Erinnerungen des Träumenden zugänglich.

Albträume gehen in das am Tage ausgedachte gute Ende über, und der Albtraum verschwindet.

Doch nicht jede REM-Phase generiert automatisch einen Traum und nicht jeder Traum findet im REM-Schlaf statt. Zudem wissen wir immer noch nicht genau, was die schnellen Augenbewegungen (Rapid Eye Movements, REM) wirklich zu bedeuten haben und welche Funktion(en) sie erfüllen. Eine Theorie besagt, dass wir im Traum eben Bilder sehen und diesen Bildern einfach mit den Augen folgen, genauso wie im Wachzustand. Eine andere Theorie geht davon aus, dass die Augen(-Muskel)-Bewegungen der Erwärmung und Temperaturaufrechterhaltung des Gehirns dienen könnten.

Wir können aber zumindest die Erinnerungsfähigkeit an unsere Träume trainieren, und wir können sogar beeinflussen, was wir träumen wollen. Wenn wir uns oft genug vorsagen, dass wir uns am nächsten Morgen bitte an den letzten Traum vor dem Wachwerden erinnern wollen, und uns einen Schreibblock auf den Nachttisch legen, damit wir sofort damit loslegen können, den Traum aufzuschreiben, dann verbessert sich die Traumerinnerung in vielen Fällen. Und wenn wir uns oft vorsagen, wovon wir träumen wollen, dann stellen sich auch oftmals diese Themen im Traum ein. So kann man manchmal sogar bestimmte Problemlösungen träumen, auf die wir im Wacherleben manchmal nicht kommen.

Dieses Phänomen macht man sich heute auch in der Behandlung von Albträumen zunutze. Hierbei soll sich der Albträumer am Tag ein neues, gutes Ende für den Albtraum ausdenken und sich dieses immer wieder vorsagen und vorstellen. Und tatsächlich führt diese Traumübung am Tage dann nach einer gewissen Zeit oftmals dazu, dass die Albträume in das am Tage ausgedachte gute Ende übergehen und der Albtraum verschwindet. Das Gehirn ist trainierbar und ein Gewohnheitsmensch!

Die Funktion der Träume

Es gibt mehrere Hypothesen über die Funktion des Traums:

• Durchleben uralter evolutiv wichtiger Mechanismen:
Männer haben zum Beispiel sehr häufig Erektionen im REM-Schlaf, bei Frauen schwillt entsprechend die Klitoris an, auch wenn im Traum keine sexuellen oder erotischen Inhalte auftreten bzw. erinnerbar sind. Die nächtlichen Erektionen könnten ein „Trainingsprogramm" für die Schwellkörper sein. Denn die müssen oder sollten ja bei Bedarf funktionieren. Und da es nicht gegeben ist, dass ein Mensch am Tage oft genug Sex hat, trainiert der Körper eben nachts seine sexuelle Überlebensfunktion.

Hierzu passt ebenfalls, dass diverse Träume häufig von Kampf und Flucht handeln, obwohl – bzw. gerade weil – solche Situationen in unserer heutigen zivilisierten Welt kaum noch vorkommen. Evolutiv gesehen sind solche Verhaltensweisen aber überlebensnotwendig und deswegen werden sie im REM-(Traum-)Schlaf wiederholt trainiert und eingeübt, damit sie im Bedarfsfall auch gut funktionieren.

Die Erinnerungsfähigkeit an Träume lässt sich trainieren.

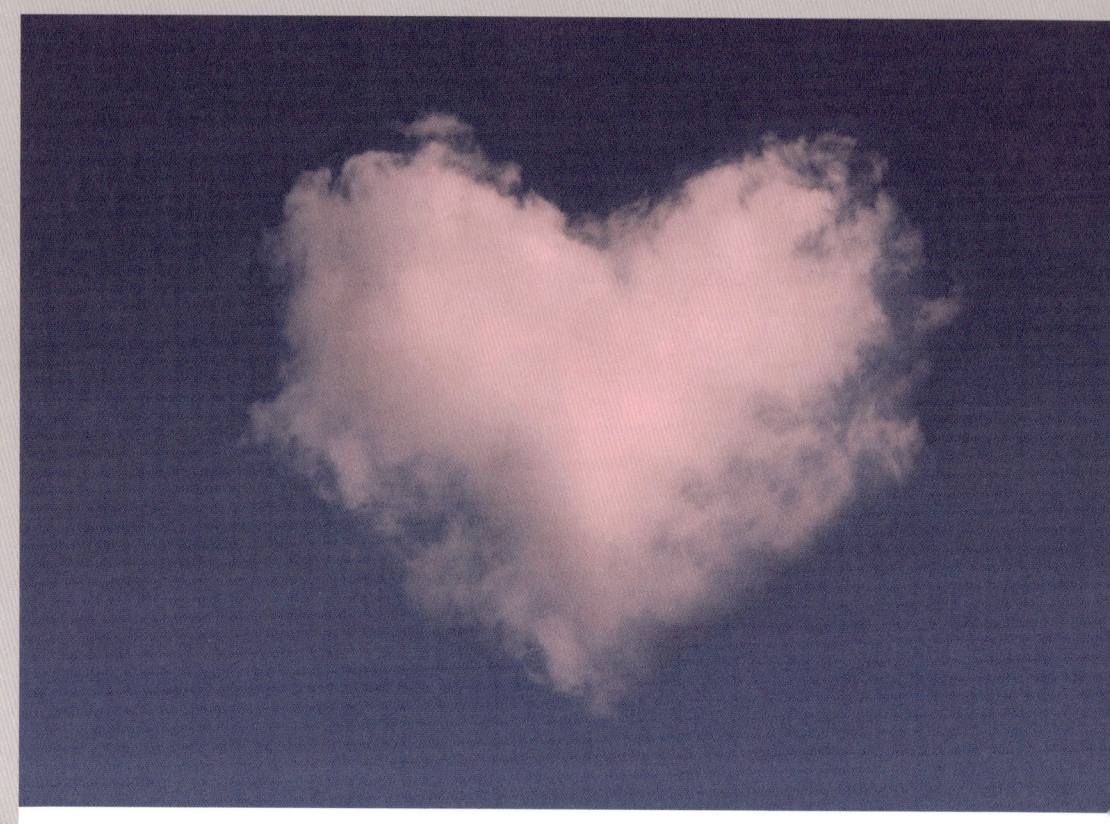

• Programmierung mit immer gleichen Mustern, um Individualität aufrechtzuerhalten:

Spannend ist ja die Tatsache, dass wir beim Aufwachen immer wieder dieselbe Person werden müssen, auch wenn wir im Traum jemand völlig anderes waren und uns eventuell an abstrusesten Orten befanden. Wir müssen ja immer wieder in unser Tagbewusstsein zurückkehren, sonst würden wir „ver-rückt". Möglicherweise dient der REM-Traum-Schlaf auch dazu, diese Form der psychischen Entgrenzung gefahrlos zu erleben. Denn wenn Trauminhalte ungewollt in das Wacherleben fallen, dann nennt man das Halluzination, und das ist mit einem normalen Funktionieren nicht mehr vereinbar.

Hiervon abzugrenzen ist der Klartraum oder luzide Traum, bei dem kontrolliert und bewusst geträumt werden kann. Mehrere Meditationstechniken und -Schulen bedienen sich dieser Techniken.

• Überbleibsel aus der Evolution ohne Funktion:

Manche Forscher nennen Träume einfach nur Müll der Hirntätigkeit.

• Gehirnreifung durch den REM-Schlaf:

Als Beleg hierfür dient u. a. der erhöhte REM-Anteil beim Neugeborenen und auch die Tatsache, dass das Gehirn im REM-Schlaf deutlich stärker durchblutet ist als im Non-REM-Schlaf. Die Hirnreifungs- und Lern-Hypothesen sind inzwischen ziemlich eindeutig bewiesen. Im REM-Schlaf werden vermehrt motorische Fähigkeiten abgespeichert und gelernt, das räumliche Vorstellungsvermögen wird trainiert und es werden vermehrt emotionale Prozesse „verkabelt".

Interessant ist hier auch das Phänomen, dass man bei albtraumgeplagten Menschen bzw. auch bei anderen psychischen Belastungsphasen und Problemen nicht selten in den Polysomnographien ein schreckhaftes Wachwerden mitten aus dem REM-Schlaf beobachten kann. Freud hatte das bereits ohne technische Schlafanalysen beobachtet und es so gedeutet, dass selbst im Traum der „innere Zensor" (das Über-Ich) noch so stark sein kann, dass es den Schläfer lieber wach macht, als bestimmte Bilder und Themen zuzulassen.

• Psychische Reinigungs-Funktion:

Für Sigmund Freud war jeder Traum Wunscherfüllung und Hüter des Schlafs, um „Es"-Impulse zu kontrollieren. Bestimmte Wünsche, gerade aus unserem Trieberleben, würden im Alltag zu diversen Konflikten und Problemen mit unseren Mitmenschen oder/und uns selbst führen.

So kann – um ein Beispiel zu nennen – das Begehren der Nachbarin/des Nachbarn oder der Frau/Mann des besten Freundes/Freundin nicht ohne ziemlichen Ärger und auch teils existenziell bedrohliche Konsequenzen ausgelebt werden. Der Wunsch per se kann aber da sein und je nach Individuum eine nicht unerhebliche Energiemenge (Libido) aktivieren, die sich in einem mehr oder

Für Sigmund Freud dienten Träume auch dazu, dass Triebe mit Konfliktpotenzial in der Intimität des Schlafs ausgelebt werden konnten.

weniger geschlossenen Energiekreislauf wie dem menschlichen Organismus irgendwie anstaut und abgeführt werden muss.

Da im Traum die zulässigen Normen und Grenzen für solcherlei Verhalten in der Regel laxer und erlaubter sind als im Wachsein, können im Traum eben bestimmte Triebwünsche indirekt gelebt und ihre Energie abgeführt werden, ohne dass das die gefürchteten Konsequenzen für das menschliche Miteinander in der sozialen Gruppe hat. In Köln nennt man dieses Phänomen übrigens Karneval…

Bei C. G. Jung dient der Traum unter anderem der Kompensation von Einseitigkeiten, um eine Ganzwerdung zu erreichen. Jung erweiterte in seiner Ansicht der Psyche auch die Deutung der Traumbilder – von Freud ausschließlich Ergebnisse der primären Triebdynamik – um das sogenannte „kollektive Unbewusste", welches sich insbesondere in den Archetypen, uralten, immer wiederkehrenden Symbolen und Figuren der gemeinsamen Menschheitsgeschichte, ausdrückt.

Für Jung war die Libido umfassender als eine Begierde, die rein aus sexuell-triebhafter Quelle gespeist war. Bilder des Archetyps der „großen Mutter" beispielsweise kommen als Meere, Seen, Wälder, Höhlen, Grotten usw. vor, weil sie alle einen gemeinsamen Ursprung in der Gebärmutter (Höhle) und dem Fruchtwasser haben und sich damit alle letztlich um das gleiche Grundthema formieren.

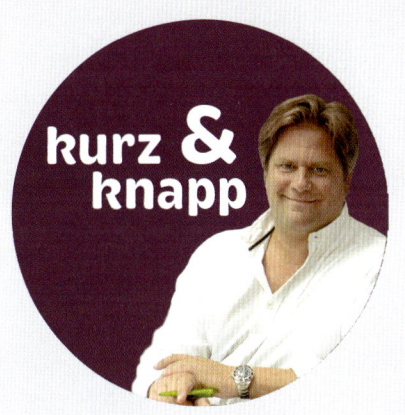

kurz & knapp

DAS WICHTIGSTE AUS DIESEM KAPITEL

1. *Schlaf ist die Haupt-Aufladephase für unseren Körper-Akku. Also nehmen Sie diese Zeit für sich selbst genauso ernst, wie Sie das für Ihr Handy tun.*

2. *Schlafen hat etwas mit Loslassenkönnen zu tun. Versuchen Sie, Vertrauen dazu zu gewinnen, dass Mutter Natur und Vater Sandmann Sie sanft und sicher durch die Nacht tragen und begleiten. Sie müssen nicht alles selbst unter Kontrolle haben.*

3. *Im Schlaf wird gelernt, im Schlaf wird repariert, im Schlaf arbeitet das Immunsystem, im Schlaf wachsen unsere Muskeln.*

4. *Die Schlafdauer, der Schlafrhythmus sowie der Schlafbedarf sind je nach Lebensphase unterschiedlich und auch unterschiedlich anfällig für Störungen.*

5. *Träume sind unsere ureigensten inneren Bilder. Wenn Sie mehr über sich erfahren oder wissen wollen, wie Sie manche sonst am Tage kaum lösbar erscheinenden Probleme lösen könnten, dann helfen Ihnen vielleicht Ihre Träume dabei.*

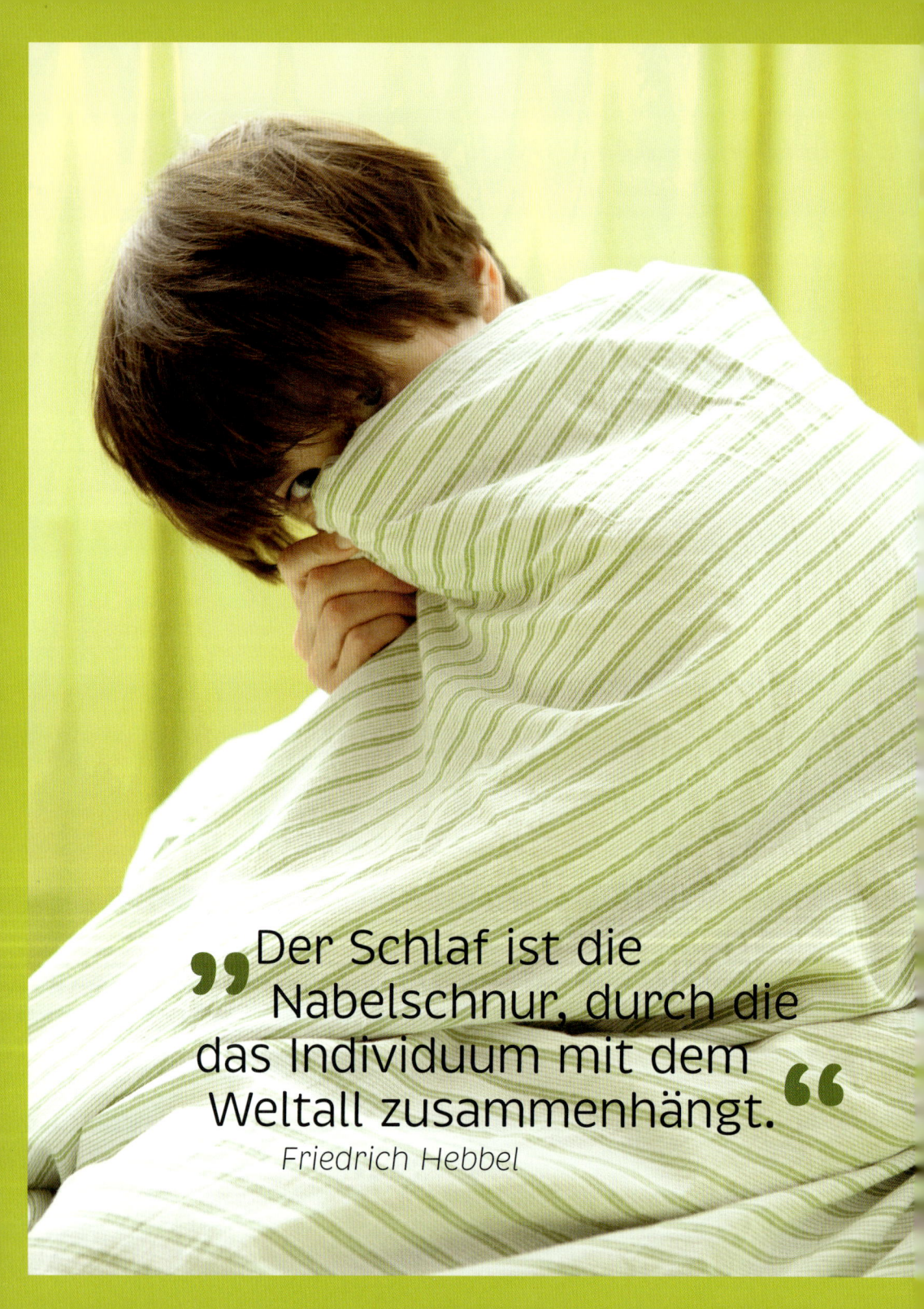

„Der Schlaf ist die
Nabelschnur, durch die
das Individuum mit dem
Weltall zusammenhängt."

Friedrich Hebbel

LICHT, NAHRUNG UND DUNKELHEIT
Nach welchen Naturgesetzen wir funktionieren

Ein Tag hat 24 Stunden, von denen zwei Drittel der Aktivität gehören und ein Drittel der Erholung dient. Etwa acht bis neun Stunden täglich sollten bei Erwachsenen auf die Aufladung der physischen und psychischen Batterien fallen, hiervon sieben bis acht Stunden auf die Nacht und etwa eine Stunde auf den Tag. Am Tag bietet sich bei den meisten Menschen am besten die Mittagszeit an, zu der wir in der Regel ein biologisches Tief haben. Seit Urzeiten richten die Lebewesen ihre Wach- und Schlafphasen nach der Erdrotation aus, koordinieren Aktivität und Passivität relativ passgenau mit dem Wechsel von Licht und Dunkelheit als stärksten Taktgebern der inneren Uhr. Der nächststärkste Taktgeber ist die Nahrungsaufnahme, danach kommen soziale Aktivitäten, die – besonders wenn sie regelmäßig sind – unseren Organismus ebenfalls rhythmisieren. Letztlich sind wir genetisch alle noch auf das Leben in der Wildnis bzw. in der Natur und in sozialen Gruppen geprägt.

Unsere Gene haben trotz all unserer zivilisatorischen Annehmlichkeiten, den Emanzipationen von den Bedingtheiten der rauen Natur und trotz der vielen spannenden neuen Erkenntnisse der sogenannten Epigenetik (der Tatsache, dass Gene durch vielerlei Eiweißmoleküle an-, ab- und umgeschaltet sowie umprogrammiert werden können) immer noch viele ihrer uralten Schalt- und Taktmuster behalten und beeinflussen unser Leben – wenn auch vielfach unbewusst – weiterhin in mannigfacher Weise.

Noch vor 250 Jahren arbeiteten etwa 80 % aller Deutschen unter freiem Himmel. Die Menschen arbeiteten auf dem Feld. Viele Männer hatten Handwerksberufe, schmiedeten z.B. das Eisen und beschlugen die Pferde. Die Frauen machten draußen die Wäsche oder boten die Erzeugnisse ihrer Feldarbeit auf den Märkten feil. Es gab für die Menschen daher immer genug

Der Mensch hat auch einen „Zeit-Körper": Periodendauern im menschlichen Organismus

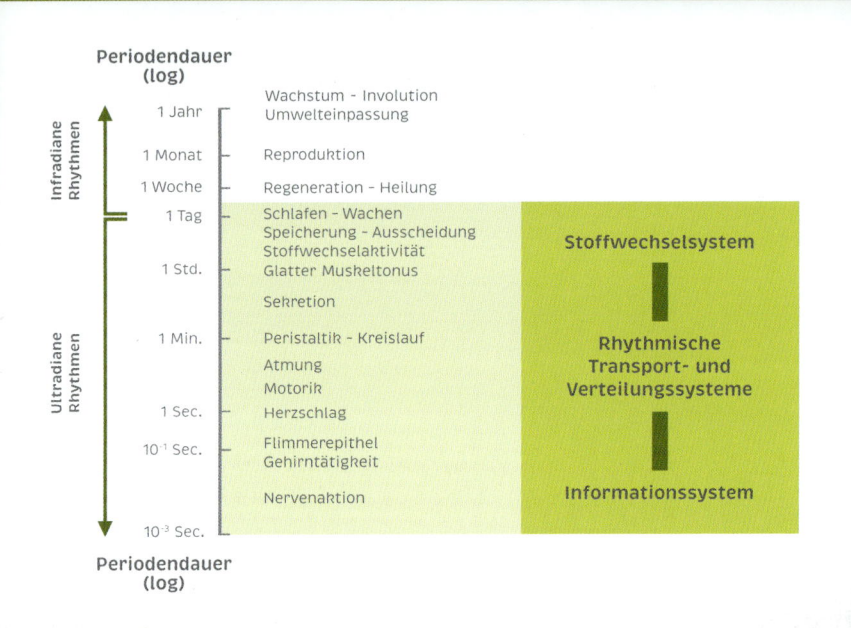

Verschiedene Körperfunktionen haben verschiedene Periodendauern, Rhythmen und Takte. Sie sind aber alle miteinander verbunden und oft, wie in der Musik, in ganzzahligen Vielfachen aufeinander aufgebaut. So ergibt sich neben unserem sicht- und fassbaren „Raum-Körper" auch ein hochkomplexer „Zeit-Körper".

helles Licht am Morgen und genug Dunkelheit am Abend. Die Glühlampe wurde erst 1880 von Thomas Alva Edison erfunden. Kerzen und Öllampen waren teuer und standen daher nur den oberen Zehntausend ausreichend zur Verfügung. Der Rhythmus der Menschen war bestimmt vom Lauf der Sonne über den Horizont und vom meist körperlich anstrengenden Tagewerk.

Heute arbeiten über 80 % aller Deutschen in geschlossenen Räumen. Hier herrschen trotz subjektiv ausreichender Helligkeit fast ausnahmslos Beleuchtungsstärken von nur etwa 600 Lux vor. Um aber morgens richtig wach und fit zu werden, brauchen wir mindestens 2.500 Lux. Diese werden im Frühjahr und Sommer durch das zusätzlich durch die Fenster von außen in die Räume einfallende Licht meist noch erreicht, im Herbst und Winter aber fehlen uns hier deutliche Lichtstärken.

Es ist inzwischen eindeutig belegt, dass Lichtmangel die Stimmung drückt, Wachheit erschwert und auch den Schlaf-Wach-Rhythmus stört. Lichtmangel führt unter anderem zu einem Mangel des stimmungsaufhellenden Botenstoffs Serotonin im Gehirn und zu einem morgendlichen Überhang des Dunkelheitshormons Melatonin.

RHYTHMEN UND TAKTE DES LEBENS

Die chronobiologischen Rhythmen und Takte des Organismus sind eng miteinander verknüpft und feinst aufeinander abgestimmt, damit die zahlreichen

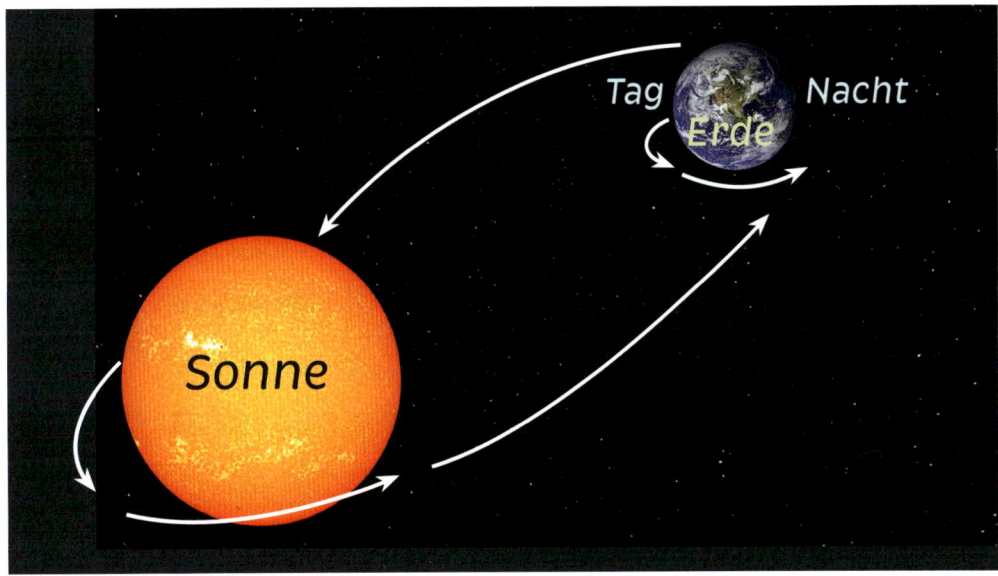

Die Drehung der Erde um sich selbst in 24 Stunden und der Umlauf der Erde um die Sonne in 365 Tagen sind sehr stabile Konstanten und Rhythmen des Kosmos, in die alle Lebewesen seit Urzeiten eingebettet sind.

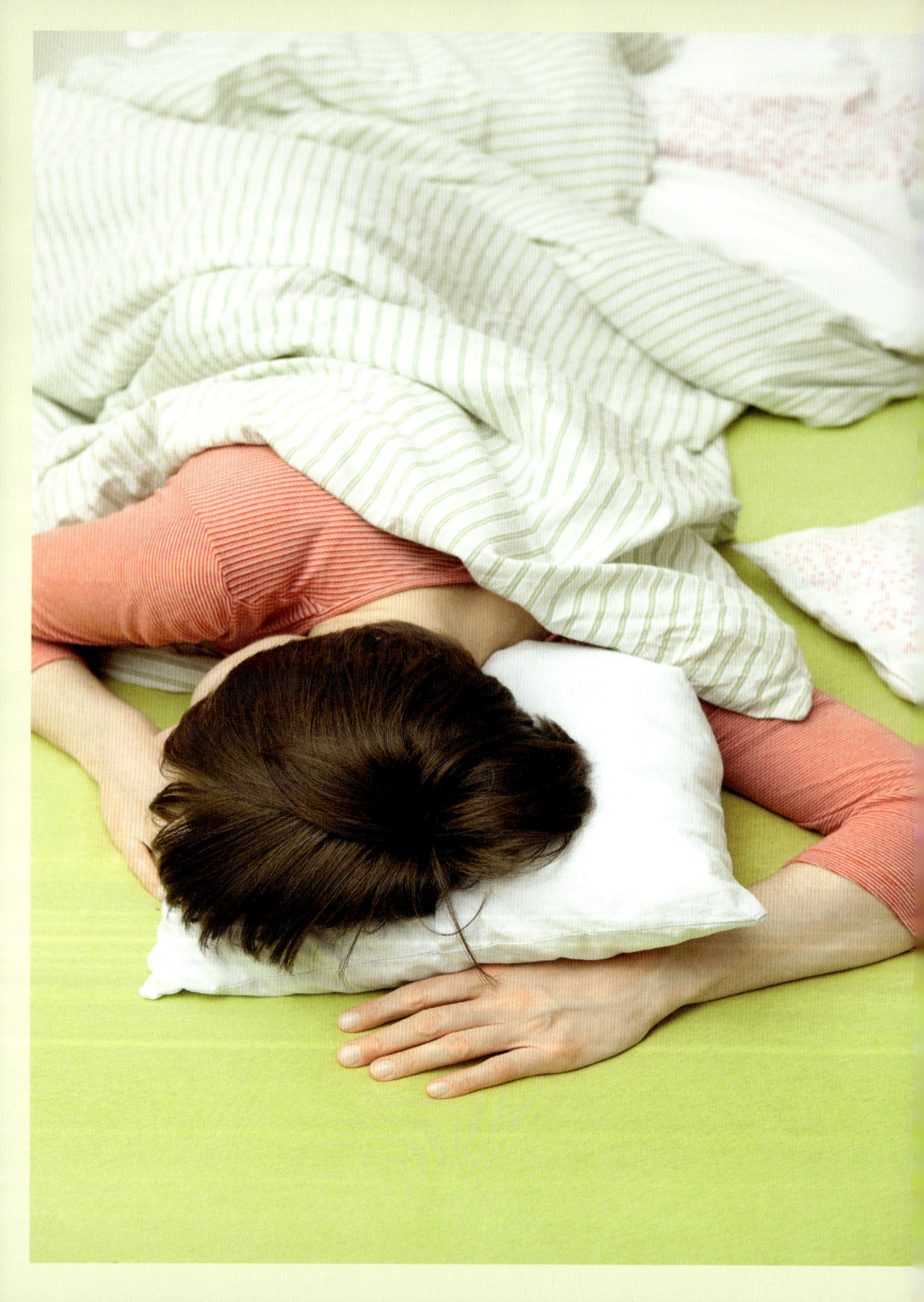

hochkomplexen Funktionen unseres Körpers und unserer Psyche funktionieren können. So wird zum Beispiel die durch unsere Blutplättchen (Thrombozyten) bedingte Blutgerinnung sowohl von der Konzentration zirkulierender Hormone und flüssiger Gerinnungsfaktoren im Blut beeinflusst als auch von der Gefäßwandspannung bestimmter Arterien, darüber hinaus vom Flüssigkeitshaushalt ganz allgemein und noch von vielen weiteren Parametern. In den frühen Morgenstunden ist nun die Verklumpungswahrscheinlichkeit der Blutplättchen am höchsten, weshalb es in den Morgenstunden – und hier auch häufig aus dem Schlaf heraus – zu deutlich mehr Herzinfarkten und Schlaganfällen kommt als zu anderen Tageszeiten.

Die „Master-Clock" des Körpers, die diese Blutplättchen-Rhythmik und auch fast alle anderen unserer inneren Rhythmen zeitlich steuert, sitzt im Gehirn, genau über der Kreuzung der beiden Sehnerven. Hier residiert der „SCN", der suprachiasmatische Nucleus, ein kleines unscheinbares Knötchen aus

Chronobiologie – die Wissenschaft von der lebendigen Zeit

Chronobiologie als Forschungsfeld ist nicht neu, führte aber lange Zeit ein Schattendasein. Dabei spielt das Wissen um Zeit in unserem gesamten Leben und auch in der (Schlaf)-Medizin eine herausragende Rolle. Während Botaniker bereits früh viel über Rhythmen bei Pflanzen wussten (Carl von Linné beschrieb bereits um 1745 die sog. Blumenuhr), entwickelte sich die humane Chronobiologie und -medizin erst deutlich später. Eine Wiege war seit den 1960er-Jahren das Max-Planck-Institut für Verhaltensphysiologie im bayerischen Erling-Andechs unter der Leitung von Jürgen Aschoff (1913-1998). Hier wurden die weltweit berühmten Bunkerversuche zur menschlichen circadianen Rhythmik entwickelt, die erstmals zeigten, dass Menschen unter Ausschluss äußerer Zeitgeber einen etwa 25-stündigen Rhythmus haben, der sich

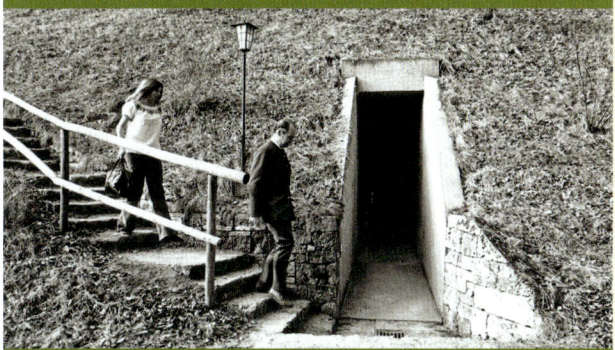

durch Licht und Dunkelheit auf den irdischen 24-Stunden-Tag einjustiert. Aschoff und seine Mitarbeiter (u.a. Rütger Wever und Jürgen Zulley) wiesen so nach, dass es im Organismus eigene innere Uhren gibt, die uns auch unter völligem Fehlen äußerer Einflüsse takten und rhythmisieren.

etwa 10.000 spezialisierten Nervenzellen; eine herzlich geringe Zahl verglichen mit den vielen Milliarden Neuronen der Großhirnrinde. Der SCN oszilliert (schwingt) von selbst im circadianen Rhythmus, also etwa im 24-Stunden-Rhythmus, er reagiert aber auch intensiv auf Licht und Dunkelheit.

Erst im Jahr 2001 wurde auf der menschlichen Netzhaut ein spezieller Photorezeptor entdeckt, der Licht aus dem blauen Wellenbereich registriert und daraufhin direkt zum SCN sendet, dass es draußen hell ist. Fehlt Helligkeit, veranlasst der SCN die Ausschüttung des Dunkelheitshormons Melatonin aus der Zirbeldrüse.

Unsere innere biologische Uhr

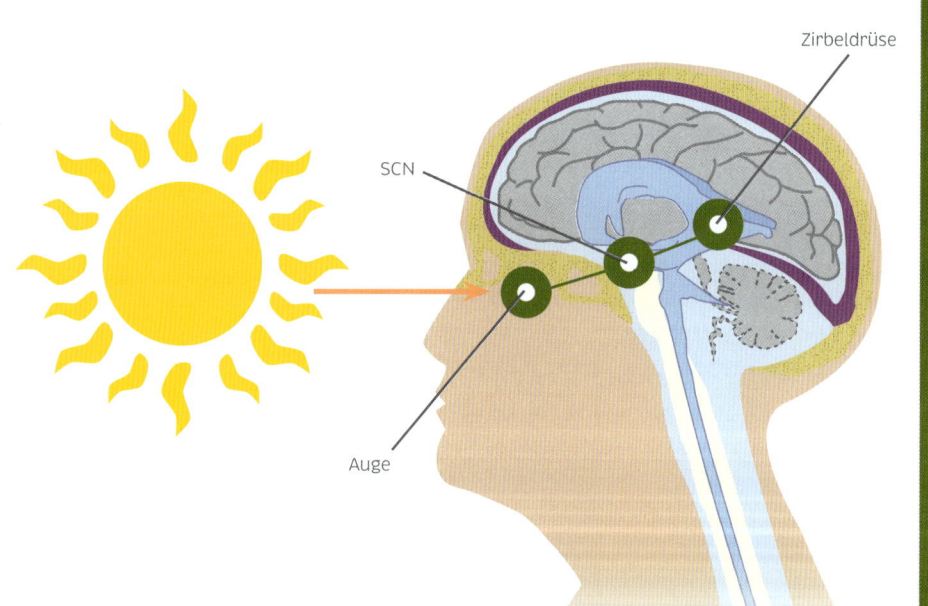

Zirbeldrüse

SCN

Auge

Licht und Dunkelheit sind die stärksten Taktgeber unserer inneren Uhr und synchronisieren uns mit dem Tag-Nacht-Wechsel der Erde. Licht trifft auf spezielle Rezeptoren in der Netzhaut und schaltet uns auf „Aktivität", Dunkelheit führt zur Ausschüttung von Melatonin aus der Zirbeldrüse und schaltet uns auf „Schlaf".

DIE GROSSEN ZEITGEBER

Jeder Mensch reagiert ähnlich auf die großen Zeitgeber Licht, Dunkelheit, Nahrungsaufnahme, Jahreszeiten und auf Lebensphasen wie Pubertät, Wechseljahre, Alter usw. Jeder Mensch hat aber auch innerhalb gewisser Schwankungsbreiten einen eigenen sogenannten Chronotyp.

Die bekannteste Unterscheidung betrifft die „Lerchen" und „Eulen", die stark betonten Morgen- und Abendtypen. Die meisten Menschen sind leichte Frühtypen, sind also morgens fit und abends müde. Bei den betonten Eulen ist die ganze Rhythmik nach hinten phasenverschoben, sie wollen morgens länger schlafen, werden erst später am Tage fit, können dafür aber auch abends bis nachts noch sehr aktiv sein und werden erst sehr spät müde. Dieser Chronotypus hat bereits in der Schulzeit für manche Kinder nicht zu unterschätzende Auswirkungen: Ein Eulenkind ist morgens um neun beispielsweise noch kaum in der Lage, Rechenaufgaben vernünftig zu lösen, während ein betontes Lerchenkind dies um diese Zeit deutlich besser kann. Die Eule könnte dafür gegen zwölf Uhr prima rechnen, wenn die Lerche schon wieder auf Mittagsruhe umschaltet.

In der Pubertät werden – bedingt durch die in dieser Phase einschneidenden Prozesse der Hormon- und Hirntätigkeit – fast alle Kinder zu Eulen. Das ist auch der Grund für die bei fast allen Pubertierenden vorhandene Morgenmüdigkeit, sie kommen morgens kaum aus dem Bett. Aber eben in den meisten Fällen nicht, weil sie bis tief in die Nacht durchzechen, sondern weil ihr Chronorhythmus komplett auf Nachtmensch umschaltet. Nach der Pubertät ändert sich der Chronotyp meist wieder und pendelt sich auf einen relativ beständigen Typ entsprechend der statistischen Normalverteilung mit vielen leichten Frühtypen ein.

LICHT IST LEBEN UND SORGT FÜR GUTE STIMMUNG

Schlechte Stimmung, Abgeschlagenheit, Schlafstörungen und depressive Zustände sind in den dunklen Jahreszeiten sehr viel häufiger anzutreffen als im

Frühjahr oder Sommer. Grund hierfür ist das Licht. Intuitiv gespürt haben wir das alle vielleicht schon immer, heute können wir unsere Intuition aber auch mit harten wissenschaftlichen Fakten untermauern.

N. Praschak-Rieder und Kollegen aus Toronto konnten 2008 eindeutig zeigen, dass die freie Verfügbarkeit des stimmungsaufhellenden Hirnbotenstoffes Serotonin um so mehr abnimmt, je stärker der Lichtmangel ist, weil mit abnehmendem Lichteinfall mehr Serotoninrezeptoren auf der Hirnnerven-Zelloberfläche erscheinen.

> **Schreiben Sie nachts Ihre Gedanken auf ein Blatt Papier, wenn Sie mal wieder sorgenvoll grübeln.**

Je mehr Rezeptoren es gibt, desto weniger Serotonin steht frei zur Verfügung. Mit einer Lichttherapie (Bright-Light-Therapie) kann hier oft erfolgreich gegengesteuert werden.

Der Serotoninmangel ist auch der Grund dafür, warum wir in der dunklen Jahreszeit deutlich mehr Süßigkeiten, vor allem Schokolade, essen. Denn diese enthält die Aminosäure L-Tryptophan, einen Vorläuferstoff des Serotonins. L-Tryptophan wird durch Insulin – welches durch den in der Schokolade ebenfalls vorhandenen Zucker aus der Bauchspeicheldrüse freigesetzt wird – erfolgreich ins Gehirn geschleust und kann so den Serotoninspiegel indirekt erhöhen. Von abends bis zur Nachtmitte hin wird aus dem L-Tryptophan jedoch weniger Serotonin und deutlich mehr Melatonin gebildet, unser Dunkelheitshormon, welches nachts der Dirigent unseres großen Organismus-Orchesters ist.

TAUSENDSASSA CORTISOL

Ein echter Tausendsassa ist das Cortisol, welches eine Art Gegenspieler des Melatonins ist. Während Melatonin seinen Peak (Höchstwert) in der Nachtmitte hat, ist die Cortisolausschüttung frühmorgens am höchsten. Cortisol führt unter anderem zu einer gesteigerten Blutzuckerversorgung des

Gehirns, hebt die Stimmung und markiert die Aktivitätsphase des Tages. Wir kennen Cortisol schon lange als starken Entzündungshemmer, weshalb es als Medikament zum Beispiel bei Asthma, Rheuma und Schuppenflechte gegeben wird. Cortisol kann aber noch viel mehr, und es hat eine ausgeprägte Tag-Nacht-Rhythmik.

Frühmorgens schüttet unsere Nebennierenrinde das meiste Cortisol aus, weil es unser Gehirn mit Blutzucker versorgt. Morgens kommen wir aus der Nacht und haben meist mehrere Stunden nichts mehr gegessen. Im Wachzustand brauchen wir aber viel Traubenzucker in der Oberstube, weil unser Gehirn fast nur Traubenzucker als Treibstoff akzeptiert. Zudem wirkt Cortisol stimmungsaufhellend und aktivierend, es ist neben Adrenalin und Noradrenalin unser wichtigstes Stresshormon. Morgens macht uns Cortisol also wach und gut gelaunt.

Vom Abend zur Nachtmitte hin sinkt unser Cortisolspiegel immer weiter ab und erreicht zwischen zwei und vier Uhr nachts seinen Tiefpunkt. Nun sollten wir eigentlich schlafen, denn gerade in der Mitte der Nacht sind wir besonders empfindlich und schwach. Jetzt brauchen wir eigentlich auch kein Cortisol. Wenn wir nun aber nachts wach liegen, dann spüren wir unseren dann gerade bestehenden Cortisolmangel sehr häufig daran, dass wir schlechte Laune haben. Denn jetzt fehlt uns ja unser Stimmungsaufheller. Jetzt fangen wir an zu grübeln, die Gedanken kreisen, wir wälzen Probleme und denken, wir seien die sorgenbeladensten Menschen der Welt. Dabei stimmt das oft gar nicht. Unserem Gehirn fehlt nur das Cortisol, um die nächtlichen Gedanken positiver bewerten zu können.

Von daher folgender Tipp:

Schreiben Sie nachts Ihre Gedanken auf ein Blatt Papier, wenn Sie mal wieder sorgenvoll grübeln. Und am nächsten Morgen schauen Sie sich Ihre Aufzeichnungen nochmals an und fühlen in sich hinein, ob Ihnen das vor ein paar Stunden – ohne Cortisol – Aufgeschriebene jetzt – mit Cortisol – immer noch so belastend vorkommt.

Sie werden sehen, dass sich die nächtliche negative Bewertung in vielen Fällen am Tage deutlich relativiert.

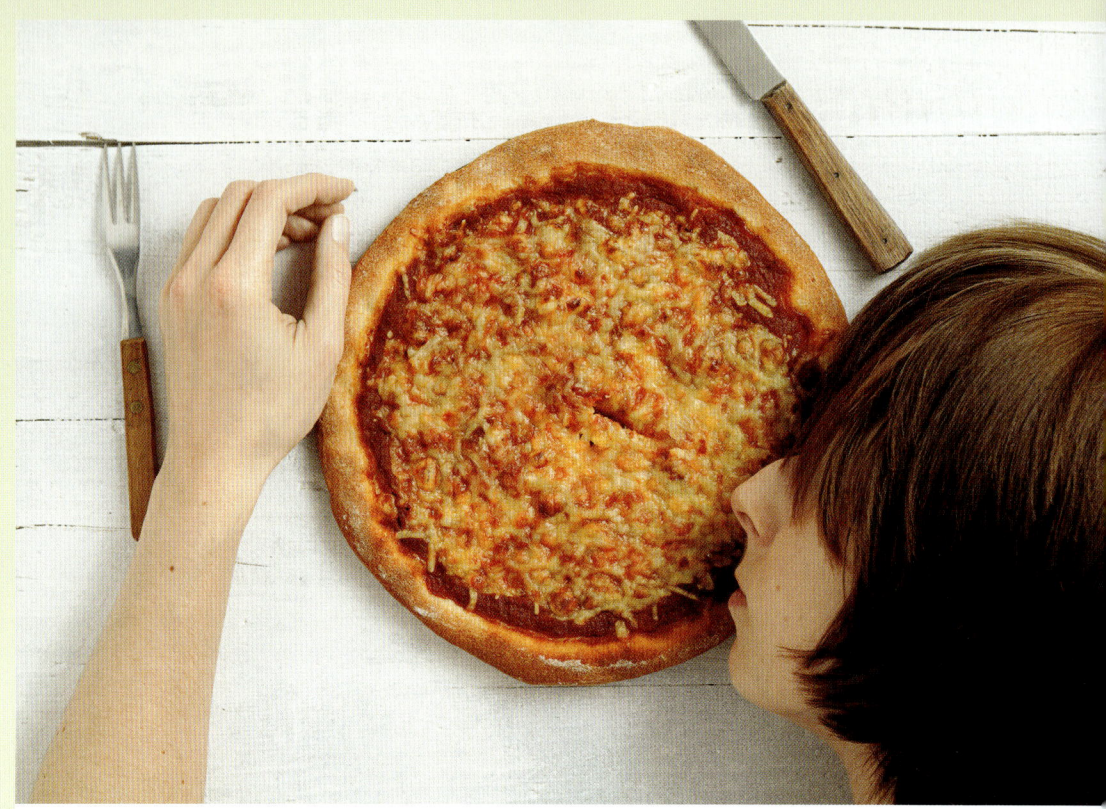

Zwischen 14 und 16 Uhr haben die meisten Menschen ein Mittagstief („Suppenkoma"). Um diese Zeit sollten w keine anstrengenden Tätigkeiten verrichten und z.B. auch keine wichtigen Meetings abhalten, weil unser Körpe dann meist nicht seine Leistung bringen kann. 20 bis 30 Minuten dösen bzw. ein Nickerchen („Power Napping reichen, um dieses Tief zu überbrücken und uns am Nachmittag fitter sein zu lassen. Menschen mit schlafbezogene Atmungsstörungen fallen tatsächlich mittags auch schon mal vor Müdigkeit mit dem Kopf ins Essen.

DAS DUNKELHEITSHORMON MELATONIN

Melatonin signalisiert den Körperzellen Dunkelheit und koordiniert damit etliche Regenerationsprozesse, die aus Sicht der Evolution für den Menschen am besten nachts ablaufen, da sich der Mensch im Wachsein vornehmlich über die Augen in der Welt orientiert und sich hauptsächlich von sichtbaren Pflanzen und tagaktiven Tieren ernährt.

Als Gegenpart hat uns die Natur den Nachtschlaf bei Dunkelheit als Akku-Aufladephase geschenkt. Wenn es abends dunkel wird, beginnt der

Melatoninspiegel zu steigen. Das meiste Melatonin schüttet die Zirbeldrüse in der Nachtmitte zwischen zwei und vier Uhr aus. Wenn es am Tage dunkel ist, wird ebenfalls Melatonin freigesetzt, allerdings lange nicht so viel wie abends und nachts. Melatonin ist kein echtes Schlafmittel, Melatonin ist ein Chronobiotikum, d. h. ein „Innen-Uhr-Richtigsteller".

SUPPENKOMA – DAS MITTAGSTIEF

Zwischen 14 Uhr und 16 Uhr haben die meisten Menschen ein physiologisches Tief, um diese Zeit sinkt – genau wie zwölf Stunden früher bzw. später, also in der Nachtmitte, – die Körperkerntemperatur um bis zu ein Grad Celsius ab, wir werden müde, empfindlich, und sollten uns dann tatsächlich für 20 bis 30 Minuten hinlegen und ein Nickerchen machen, heute neudeutsch Power Napping genannt. Dösen reicht schon.

Die Zeit nach dem Mittagessen (sogenanntes Suppenkoma) ist nämlich für die Regeneration gedacht, wie auch eine große Studie aus Griechenland an über 23.000 Probanden zeigen konnte. Menschen, die mittags 20 Minuten „nickerten", hatten nach fünf Jahren im Schnitt 37 % weniger Herzinfarkte als die, die das Mittagstief ignorierten und weiterarbeiteten.

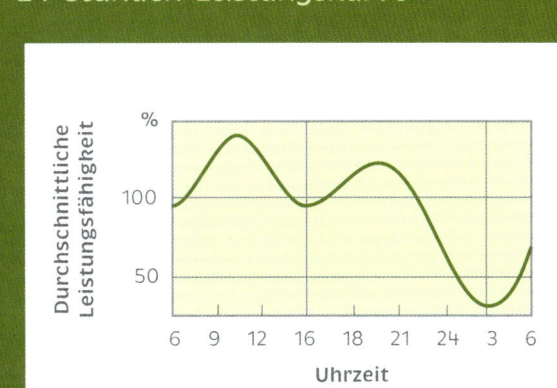

24-Stunden-Leistungskurve

Zwischen zehn und elf Uhr morgens sind wir am leistungsfähigsten, zwischen 14 und 16 Uhr haben die meisten Menschen ein Tief, zwischen 19 und 20 Uhr steigt unsere Fitness noch einmal an, um dann bis zur Nachtmitte zwischen drei und vier Uhr auf ihren Tiefpunkt zu sinken. Danach steigt sie wieder langsam an.

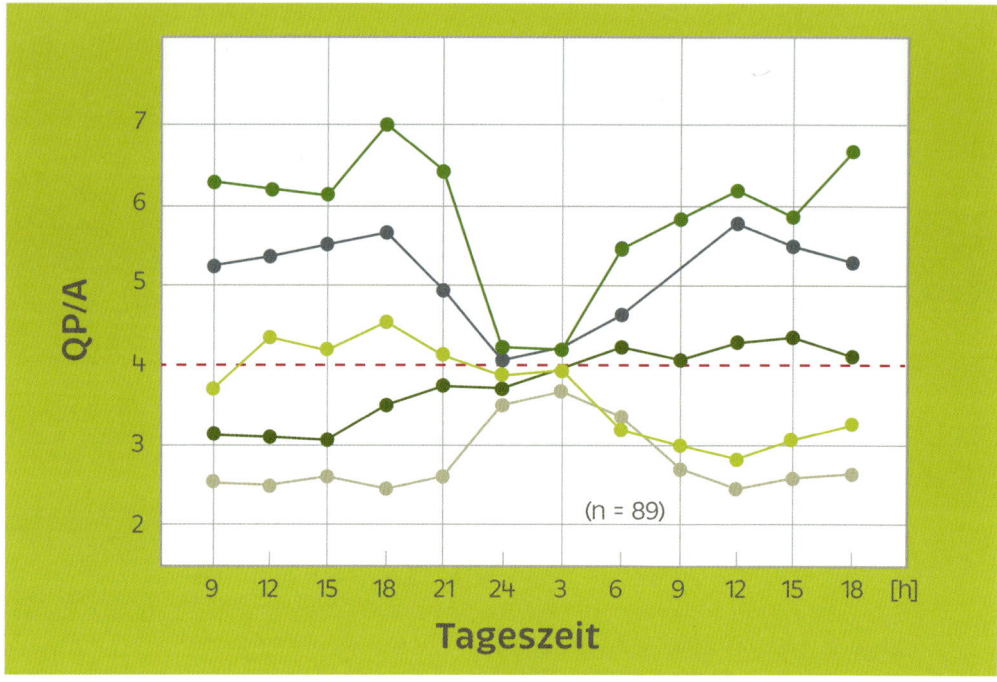

Darstellung des sog. Puls-Atem-Quotienten (QP/A) bei 89 gesunden Probanden. Während unter Ruhebedingungen am Tage Puls und Atmung rhythmisch nicht allzu eng gekoppelt sind, laufen nachts bei fast allen Studienteilnehmern Puls und Atmung auf ein ganzzahliges Verhältnis von 4:1 zusammen (4 Pulsschläge auf 1 Atemzug).

DES KÖRPERS KLEINE NACHTMUSIK

Atmung, Herzschlag und Blutdruck stimmen im Schlaf ihre Takte ab, und die Mitspieler des Magen-Darm-Trakts pendeln ihre Bewegungen aufeinander ein, schwingen miteinander so wie Musiker in einem Orchester. Wir schlafen unter anderem auch deshalb, um unseren Organen einen Austausch zu ermöglichen, eine ruhige Kommunikation untereinander, die nicht durch die Hektik und die Anforderungen des Tages gestört wird.

So wie sich die Musiker eines Symphonieorchesters abends zum gemeinsamen Musizieren einer Symphonie treffen, „treffen" sich nachts auch unsere Zellen, Gewebe und Organe zum gemeinsamen rhythmischen Schwingen.

Um im Bild zu bleiben, könnte man sagen, sie treffen sich nachts, um sich über die Geschehnisse des Tages im Organismus auszutauschen. Tagsüber machen alle Organe „ihr Ding", sind mit ihren ureigensten Aufgaben beschäftigt, so wie jeder einzelne Orchestermusiker am Tage seinen Part spielt und übt. Die „Sprache" der Musiker sind Töne, Noten und Takte und die Sprache des Körpers bei Nacht sind unter anderem Hormone, Botenstoffe, Nervensignale und vor allem auch gemeinsame Rhythmen und Takte. Nachts quasseln und dudeln sie nicht mehr alle durcheinander, jetzt singen, schwingen und musizieren sie miteinander und zusammen.

Arbeiten des seinerzeit an der Uni Marburg forschenden Wissenschaftlers und Arztes Gunter Hildebrandt aus den 1970er- und 80er-Jahren zeigen mannigfache faszinierende rhythmische Phänomene, die nachts im Körper ablaufen. Die Ergebnisse der von Hildebrandt und seinen Kollegen maßgeblich beeinflussten modernen Chronobiologie und Chronomedizin haben gezeigt, dass der menschliche Organismus nicht nur eine dreidimensionale Raumgestalt besitzt, also den physischen, fassbaren, begreifbaren Körper, sondern auch über eine hoch differenzierte „Zeitgestalt" verfügt, die aus zahlreichen rhythmischen Strukturen aufgebaut ist und die sich in der Dimension „Zeit" von der Zeugung bis zum Tode entwickelt, verändert und durchlebt. So pendeln sich im gesunden Nachtschlaf Puls und Atmung auf ein Verhältnis von 4:1 ein, also 4 Pulsschläge auf 1 Atemzug (Puls-Atem-Frequenzquotient, Q P/A). Ist der Schlaf gestört oder der Mensch krank, kommt dieses Aufeinander-Abgestimmtsein durcheinander.

SPURENSUCHE IM RAUM: DIE DOMINANZ DER KLASSISCHEN PATHOLOGIE

Jahrhunderte lang haben angehende Ärzte und Wissenschaftler nach Krankheiten und ihren Ursachen im Anatomiesaal gesucht. Der tote Körper diente ihnen als erstes Lehrbuch. Die Pathologie geht unter anderem auf den ita-

Die moderne Schlafforschung und Chronomedizin konfrontierte die Wissenschaftler mit ganz neuen Herausforderungen.

lienischen Forscher Giovanni Battista Morgagni zurück, der im Jahr 1761 mit seinem fünfbändigen Werk *„De sedibus et causis morborum"*, „Vom Sitz und den Ursachen der Krankheiten", den Grundstein für die wissenschaftliche Pathologie legte, die für uns westliche Menschen bis heute prägend für unser Verständnis von Krankheiten ist. Er stellte unmissverständlich klar, wo die Krankheiten zu suchen und zu finden sind. Nämlich im Körper. Man gewann die Erkenntnisse an einem toten Leib und transponierte das Gesehene einfach eins zu eins in und auf das lebende Modell, was aber oft ganz unterschiedlich ist, eben weil es lebt: in einer Raumgestalt, also einem Körper, genauso wie in einer Zeitgestalt, von Zeugung über Geburt, Kindheit, Jugend, Erwachsenenalter, Alter bis zum Tod. Und auch einer in Zeitgestalt innerhalb eines Jahres, eines Monats, einer Woche, eines Tages, bis hinunter zu den ultrakurzen Schwingungsphasen unserer Großhirnneuronen.

Doch die Zeitgestalt wurde viele Jahrzehnte nie richtig beachtet. Generationen von Medizinern haben daraufhin alleine im Körper-Raum geforscht und dort nach den Krankheiten und allen ihren Ursachen gesucht. Dort fanden sie natürlich auch Indizien für eine Diagnose. Die Dimension der Zeit spielte dabei immer nur eine untergeordnete Rolle, denn naturgemäß entziehen sich dem Pathologen Prozesse, die nur am lebenden Objekt beobachtet werden können. Der Siegeszug der Pathologie erreichte 1858 seinen Höhepunkt, als Rudolf Virchow in Berlin mit den ersten Mikroskopen die Zellpathologie entwickelte. Von da an wurde extrem verstärkt auf der Ebene von Körperzellen nach krankhaften Veränderungen gesucht.

Doch irgendwann stießen die Pathologen an ihre Grenzen. Die moderne Schlafforschung und Chronomedizin konfrontierte die Wissenschaftler mit ganz neuen Herausforderungen. Plötzlich war interdiziplinäres Denken gefragt, Raum trifft Zeit, der Blick über den Tellerrand. Außerdem ließen sich Schlafstörungen kaum unter dem Mikroskop beobachten. Aber es gab einiges zu messen: Gehirnströme, Temperaturen, Atem- und Pulsfrequenzen. Die Expeditionen in die Geheimnisse des Schlafs bewegten sich damit weg vom Körper-Raum hin zur Körper-Zeit. Ein neues Denken bahnte sich an: der Aufbruch von der Raumdimension in die Zeitdimension. Lange Zeit war dieser Bereich in der Medizin misstrauisch beäugt worden, denn die Phänomene von Rhythmen und Zyklen waren fest in den Händen einer ausufernden Esoterik-Szene, die vieles mit fragwürdigen und oft schwammigen Theorien zu einer bisher allenfalls diffus erfassbaren „Körperenergie" zu erklären suchte.

DIE ANATOMIE DER ZEIT

Es wird immer deutlicher, dass unser Organismus im Bereich der Zeit mindestens so komplex organisiert ist wie im Bereich des Raumes. Da unser optischer Sinn, der Seh-Sinn, unsere Wahrnehmung dominiert und sich im Räumlichen orientiert, wird die zeitliche Dimension zunächst von der menschlichen Wahrnehmung vernachlässigt. Sie gerät erst dann in unser Blickfeld, wenn Zeit zu Raum wird, wenn Rhythmen und Takte für uns sichtbar, fassbar, greifbar, fühlbar werden. Diese geronnene Zeit erschafft Jahresringe in Bäumen, Harnsteine in den Nieren oder die Altersfalten der menschlichen Haut. Die Wissenschaft ist gerade dabei, diese „überaus spannende Anatomie der Zeit" zu entdecken.

VORZEITIGEM ALTERN EIN SCHNIPPCHEN SCHLAGEN

Die Ergebnisse der Schlafforschung gehören zum Spannendsten, was die Wissenschaft in den letzten Jahrzehnten hervorgebracht hat. Die führenden Wissenschaftsmagazine wie „Nature" und „Science" sind voll mit Artikeln über den Schlaf und die Bedeutung unserer inneren wie äußeren Rhythmen und Takte. Die biologischen Schwingungsphänomene sind jedoch komplex und nicht so leicht zu erforschen. Außerdem galt ihre Erforschung wegen der Nähe zu manchen Themen der Esoterik lange als Grenzgang und wurde nicht selten belächelt. Das hat sich inzwischen geändert. Schwierig ist dieser Forschungsbereich aber bis heute geblieben. Doch die Anstrengung lohnt sich. Die innovativen Ergebnisse markieren ein Umdenken der medizinischen Wissenschaft mit weitreichenden Folgen. Die Patienten von heute können schon jetzt davon profitieren, wenn sie sich das neue Wissen zu eigen machen. Es enthält Hinweise ganz neuer Qualität, wie man mithilfe optimierter Rhythmik und einem klugen Schlaf/Wach-Wechsel dem Alter ein Schnippchen schlagen kann.

MYTHOS MOND: ZWISCHEN WISSENSCHAFT UND WAHNSINN

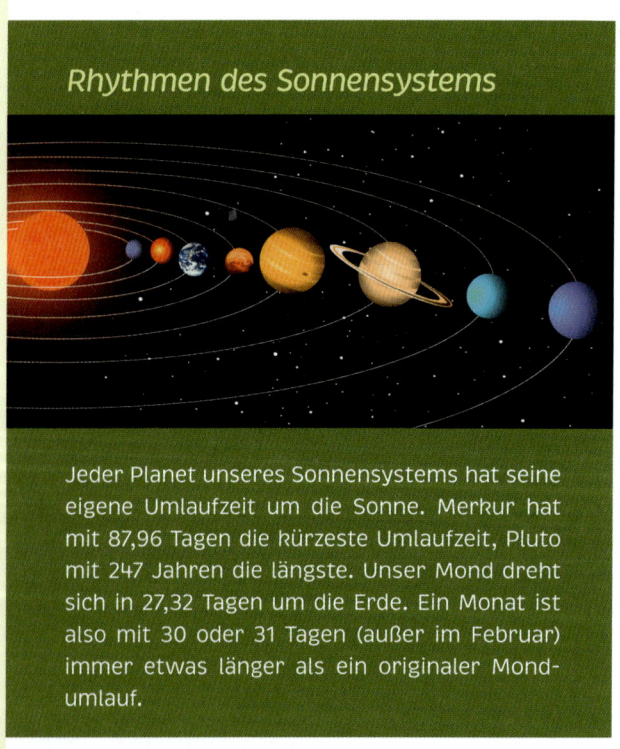

Rhythmen des Sonnensystems

Jeder Planet unseres Sonnensystems hat seine eigene Umlaufzeit um die Sonne. Merkur hat mit 87,96 Tagen die kürzeste Umlaufzeit, Pluto mit 247 Jahren die längste. Unser Mond dreht sich in 27,32 Tagen um die Erde. Ein Monat ist also mit 30 oder 31 Tagen (außer im Februar) immer etwas länger als ein originaler Mondumlauf.

Ein Paradebeispiel für viele pseudowissenschaftliche Schnellschüsse ist der Mond, la luna, unser so wandelbarer und „launischer" Erdtrabant mit seinem silbernen Glanz. Das Wort „launisch" kommt von luna, da er (sie) sich innerhalb eines Monats so oft wandelt und uns immer wieder ein anderes Gesicht zeigt. Speziell der Vollmond regte und regt von jeher die Fantasie an und hat zu wilden Theorien der „Mondsüchtigen" (engl: „lunatics") geführt. Immerhin 40 % der Deutschen gaben in einer Umfrage an, „mondfühlig" zu sein. Und fast 70 % aller Deutschen glauben, dass man bei Vollmond schlechter schläft als während der anderen Mondphasen. Wissenschaftlich ist dies allerdings nicht haltbar. Es gibt bisher keine einzige kontrollierte Studie, die zeigt, dass wir bei Vollmond wirklich schlechter schlafen. Auch war und ist es naheliegend, das Schlafwandeln dem Vollmond zuzuschreiben. Als Schlafwandeln wird ein Verhalten bezeichnet, bei welchem Menschen in der Tiefschlafphase aufstehen und umhergehen, ohne aufzuwachen. Man nennt dies auch Somnambulismus, was von lat. „somnus" = Schlaf und „ambulare" = umherwandern abstammt.

Doch Schlafwandler werden nicht, wie weithin angenommen, durch den Himmelskörper aktiviert, sondern allgemein durch Lichtquellen oder innere Prozesse, die bisher immer noch nicht wirklich alle erforscht sind. Manchmal genügt eine helle Straßenlaterne, um den Somnabulisten auf seine un-

Sonne und Mond mythologisch

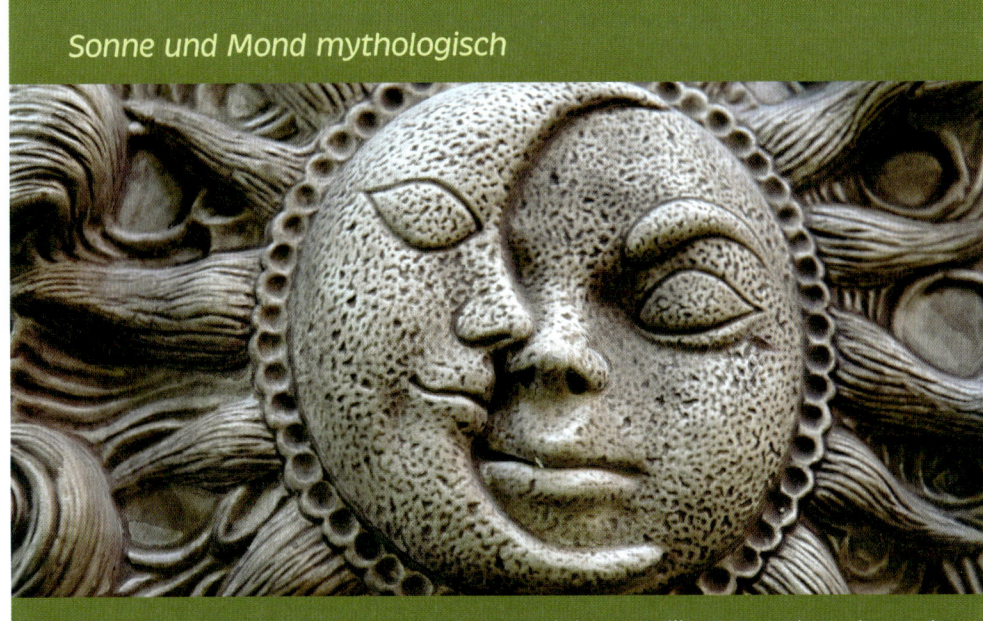

Sonne und Mond sind unsere beiden „Leitlichter" für Tag und Nacht und beeinflussen und inspirieren den Menschen sowie seine Mythen, Märchen und Symbole seit ewigen Zeiten. Während die Sonne als männliches Urprinzip für Aktivität, Licht, Kraft und Bewusstsein steht, ist der Mond das weibliche Urprinzip und symbolisiert Nacht, Passivität, das Wachsen, Werden, Gedeihen und das Unbewusste.

bewusste Reise durch die Nacht zu schicken. Schlafwandler haben generell eine Amnesie für ihre nocturnen Trips. Das Verhalten wird als Mondsucht bezeichnet, weil man davon ausging, dass das Licht des Mondes den Schläfer aus dem Bett treibt. Dies ist heute wissenschaftlich widerlegt. Schlafwandeln findet unabhängig vom Mondzyklus statt, auch wenn bei mehr Licht weniger vom Schlafhormon Melatonin ausgeschüttet wird, ist ein Effekt des Mondlichtes auf den Schlaf nicht feststellbar.

Häufig trifft man Schlafwandeln bei Kindern zwischen etwa vier und zwölf Jahren an. Hier liegt das Schlafwandeln oft an der ganz normal stattfindenden Hirnreifung und gilt meist als sich wieder von selbst „auswachsendes" Übergangsphänomen, also als harmlos. Es sei denn, die Kinder schlafwandeln wirklich jede Nacht oder mehrmals pro Nacht oder verletzen sich oder stellen abstruse Sachen an. Es gibt auch sehr coole Geschichten vom Schlafwandeln: Ich hatte einmal eine Patientin in der Praxis, die berichtete, sie würde mehrmals pro Woche während ihrer nächtlichen Schlafwandlungen ganze Gerichte kochen und zubereiten und wenn sie am nächsten Morgen im Bett aufwache, würde sie sich jedes Mal wundern, woher die frisch gekochten Sachen kämen.

Der Placebo-Effekt führt in die Irre

Es ist häufig der Placebo-Effekt, der den Betroffenen einen Streich spielt. Wer dreimal bei Vollmond schlecht schläft, wird dies noch öfter tun, denn er glaubt dann ganz schnell an einen ursächlichen Zusammenhang. Körper und Geist erlernen den Zusammenhang nach drei einfachen Regeln:

1. Imitation: glauben, was alle glauben
2. Self-fulfilling prophecy: Die selbsterfüllende Prophezeihung – „Heute werde ich bestimmt schlecht schlafen, weil Vollmond ist."
3. Konditionierung: Ein Stimulus – der Mond wird mit einem Ereignis verknüpft. Die Erwartung erfüllt sich.

Hebamme Marret Claußen („Mutter Griebsch") von der Insel Amrum versichert, dass sie nicht auf den Kalender gucken müsse, denn „die meisten

Kinder kommen mit der Flut", also unter anderem abhängig vom Mond. Im norddeutschen Itzehoe dagegen erfassten Wissenschaftler alle 1.400 Geburten eines Jahres in einem Halbstundenraster. Das Ergebnis: Die Geburten verteilten sich ohne Schwankungen auf alle halben Stunden des Tages und der Nacht. Auch das zeigt, wer fest daran glaubt, vom Vollmond beeinflusst zu sein, der wird auch Beispiele dafür finden.

Wenn man nicht einschlafen kann, stört einen alles, auch das Licht des Mondes und die ganzen mythischen und mystischen Geschichten rund um unseren schönen wandelbaren Trabanten. Passiert zum Beispiel ein Unglück, häufen sich Unfälle, schlägt das Wetter um, und es ist gerade Vollmond, so wird dieses Geschehen leicht der Vollmondphase zugeschrieben. Das zeigt aber auch, wie bereit wir Menschen (zum Glück) doch immer noch sind, uns in größere Naturzusammenhänge eingebettet zu sehen, als lediglich noch die allabendliche Wettervorhersage als Naturverbundenheit zu erkennen. Zweifelsohne hat uns die Aufklärung und Erklärung mannigfacher Naturphänomene unabhängiger und reifer gemacht. Trotz alledem waren, sind und bleiben wir aber eingebettet in diverse Rhythmen und Takte des Sonnensystems und unserer inneren Uhren, die wir gerade in unserer sich immer schneller drehenden Zeit und Welt nicht außer Acht lassen sollten.

Der Mond: ein mächtiger Himmelskörper

Dem Mond-(Aber-)Glauben stand bis vor Kurzem der Unglauben der Wissenschaft gegenüber. Die Berührungsängste sind verständlich, denn welcher der Rationalität verpflichtete Wissenschaftler möchte schon mit dem Glauben an Irrationales in Verbindung gebracht werden? Die magischen Geschichten haben eine wissenschaftliche Beachtung des Einflusses natürlicher Rhythmen auf unser Leben lange behindert. Heute weiß man, dass ein differenzierter Blick nötig ist, und unser Leben und unsere Gesundheit tatsächlich von unzähligen – noch lange nicht zu Ende gedachten und erforschten – Rhythmen, Zyklen, Polaritäten und regelmäßigen Wechseln geprägt sind.

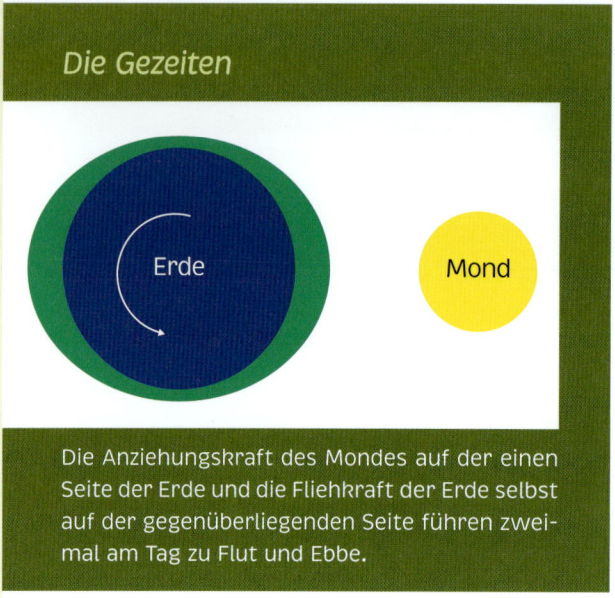

Die Gezeiten

Die Anziehungskraft des Mondes auf der einen Seite der Erde und die Fliehkraft der Erde selbst auf der gegenüberliegenden Seite führen zweimal am Tag zu Flut und Ebbe.

Viele mächtige Dinge, die dem Mond zugeschrieben werden, sind eher Aberglaube als Wissenschaft. Doch hat der Mond zweifelsohne diverse auch wissenschaftlich nachprüfbare Einflüsse auf das Leben und die Biologie der Erde und die auf ihr heimischen Lebewesen, inklusive des Menschen. Inzwischen sind die Denkverbote zum Nutzen aller aufgehoben, denn es gibt – bei allem Fortschritt – immer noch weit mehr Dinge, Phänomene und Gesetzmäßigkeiten, die wir nicht kennen, als solche, die wir bisher kennen und erklären können.

Wissenschaftlich umstritten ist zum Beispiel, ob ein Zusammenhang zwischen Mond und Menstruation existiert. Der Mondmonat und der Menstruationszyklus haben viele Gemeinsamkeiten. Beide haben eine Phase des Zunehmens, auf die eine Phase des Abnehmens folgt. Der Mond hat mit 29,5 Tagen und Frauen haben mit durchschnittlich 28 Tagen Zyklus einen vergleichbaren Zeitraum. Das Wort „Menstruation" stammt vom lateinischen „mensis", Monat, ab, das wiederum seine Wurzeln im griechischen Wort „mene", Mond, hat. In über 300 Arbeiten wurde versucht, die Vermutung der Verbindung der beiden Zyklen statistisch zu belegen. Es ist bis heute nicht gelungen. Denn tatsächlich bewegt sich der vermeintlich einflussreiche Trabant mal näher, mal ferner zur Erde und kennt fünf verschiedene Umlaufzeiten. Früher war der Mond auch näher an der Erde. Zur Steinkohlezeit vor etwa 320 Millionen Jahren betrug die Umlaufzeit des Mondes um die Erde nämlich nur 15 bis 16 Tage, war also fast doppelt so schnell wie heute. Dies beweist, dass der Mond sich über die Jahrmillionen immer ein bisschen weiter von der Erde entfernt.

Auch sind Frauen nicht so synchron mit dem Mond, wie sie glauben. Bei kaum einer Frau dauert die Periode exakt einen Monat. Die Perioden-dauer schwankt erheblich je nach Alter und Kontinent. Fünf Tage mehr oder weniger Schwankungsbreite sind durchaus üblich. Da bleibt von der Mond-Regel nicht viel übrig. Und dennoch: Es gibt auch seriös belegte Ein-flüsse des Mondes. Niemand der von Astronomie eine Ahnung hat, wird bestreiten, dass der Mond sehr wichtig für die Erde ist. Der Mond ist zwar deutlich kleiner als die Erde, aber immer noch relativ groß und hat dadurch eine stabilisierende Funktion. Zum Beispiel regelt er – im Zusammenspiel mit der durch die Erdrotation entstehenden Fliehkraft – durch seine An-ziehungskraft das zweimal täglich stattfindende Schauspiel von Ebbe und Flut. Ein Rhythmus von durchschnittlich 24 Stunden und 50 Minuten formt die Gezeiten, die unzweifelhaft zur Hälfte der Mond herbeiführt. Innerhalb dieser Spanne gibt es in jeder Region der Erde zweimal Ebbe und zweimal Flut. Auf der einen Seite der Erde entsteht der Flut(-Wasser-)berg durch die Anziehungskraft des Mondes, und auf der gegenüberliegenden Seite der Erde entsteht er zeitgleich durch die Fliehkraft. Hier rotiert die Erde sozu-sagen unter den Wassermassen hindurch. Und auch Kontinente bekommen diese Anziehungskraft zu spüren. Sie heben oder senken sich unter seinem Einfluss. Ohne die Bremskraft des Mondes würde sich die Erde dreimal schneller um die eigene Achse drehen mit der Folge, dass täglich Monster-hurrikane und 30 Meter hohe Wellen über die Meere jagen würden.

Mondrhythmen und ihre Folgen

Tatsächlich benutzen viele Pflanzen und Tiere den Mond zur Orientierung und als Taktgeber. Zahlreiche Phänomene aus dem Tierreich hängen damit zusammen. Die Mondrhythmen sind eine Möglichkeit, z. B. Schlüpfzeiten bei Insekten zu takten, und das Verhalten von Individuen zu synchronisieren, die sonst kaum Möglichkeiten zur Kommunikation untereinander haben.

So nutzen Insekten den Mond auch als Navigationshilfe, weshalb helle Straßenlaternen oder unsere abendlich angeschalteten künstlichen Lichter sie anziehen und verwirren. Durch die allnächtliche „Lichtverschmutzung" in industrialisierten Ländern sind inzwischen komplette Insektenarten aus-

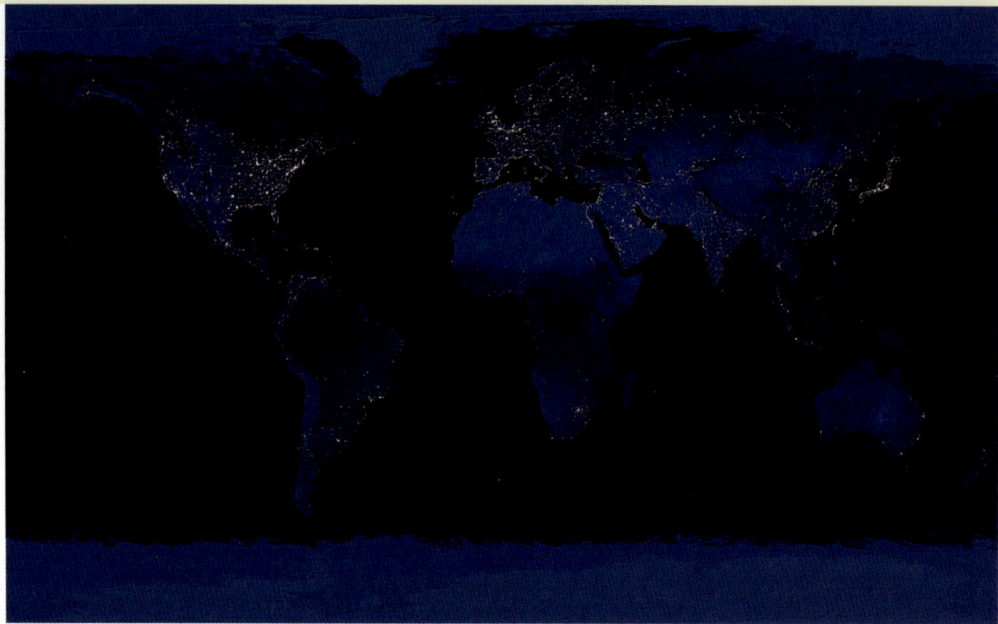

Aufnahme der Erde bei Nacht aus dem All. Man sieht, wie hell es nachts in den industrialisierten Teilen der Erde ist. Dies kommt hauptsächlich durch die nachts ständig brennenden Straßenlaternen. Neben dem enormen Energieverbrauch führt diese „Lichtverschmutzung" zu Störungen unserer inneren Uhr und zur Ausrottung vieler Insektenarten, die sich Nacht für Nacht in den Laternen fangen und verenden.

gestorben, weil sich die Tierchen alle in den Straßenlaternen fangen und dort verenden. Hierdurch wiederum sterben bestimmte Vogelarten aus, die sich von diesen Insekten ernähren. Kalmare brauchen Vollmondnächte, um ihre Eier in genügender Zahl im Sand abzulegen. Diese schlüpfen dann alle auf einmal und haben in der Gruppe bessere Chancen, den Feinden zu entkommen. Da ist es naheliegend, auch von einem Einfluss des Mondes auf den Menschen auszugehen. Interessanterweise finden wir aber bei höher entwickelten Organismen wie Reptilien und Säugetieren fast keine Hinweise mehr auf eine Abhängigkeit vom Mond.

WIEDER IN DEN TAKT KOMMEN

Die rhythmische Ordnung ist ein herausragendes Merkmal der belebten Natur. Alles in uns und um uns herum schwingt in bestimmten Perioden; ein Erbe aus der Zeit, als das Leben begann. Vor mehr als einer Milliarde Jahren entwickelte sich der innere Taktgeber in einzelligen Organismen. Jede Zelle hat eigene Uhren, die von sogenannten „Clock Genes" gesteuert werden.

Seitdem hat die Evolution ganz unterschiedliche Uhren in fast jedem Organ hervorgebracht. Sie ticken alle auf ihre Weise, ihrer Bestimmung entsprechend. Zwischen den Entladungen der Nervenzellen liegen nur Millisekunden, Winterschlaf und Fruchtbarkeit folgen dem Jahresrhythmus von 365 Tagen. Und sehr viele Parameter hängen am Schlaf-Wach-Zyklus und damit am Wechselspiel von Hell und Dunkel, sind also vom 24-Stunden-Takt beeinflusst.

„Jede Krankheit ist ein musikalisches Problem, die Heilung eine musikalische Auflösung."
Novalis

Dazu gehören die Schwankungen der Körpertemperatur, des Blutdrucks, Hormonausschüttungen, Adrenalin- und Insulinschübe. Auch unsere Schmerzempfindlichkeit und selbst die Alkoholverträglichkeit hängen am 24-Stunden-Lauf von Tag und Nacht. Der dominierende Taktgeber heißt im Fachjargon „Circadian" (circa = etwa; dies = Tag). Schon 1814 schuf der französische Mediziner Virey den Begriff der „inneren Uhr", um dieses Phänomen zu charakterisieren. Diese Zusammenhänge untersucht die Chronobiologie und die Chronomedizin.

DER REIGEN DER SIGNALE

Am frühen Morgen startet der Reigen der Signale, die vom Taktgeber CNS an die Zelluhren gesendet werden. Gegen sechs Uhr sinkt der Melatonin-Spiegel im Blut. In der Folge steigen Blutdruck, Puls und Körpertemperatur. Die Reaktionsfähigkeit nimmt langsam zu. Danach wird der Körper mit aktivierenden Sexualhormonen geflutet. Die Leistungsfähigkeit steigt an. Auch die Konzentration an roten Blutkörperchen nimmt zu, damit der Körper optimal mit Sauerstoff versorgt ist.

Am Nachmittag ist die Atemfrequenz am höchsten, und die Reflexe sind besonders schnell. Körpertemperatur, Blutdruck und Puls erreichen ihren höchsten Stand. Gegen 18 Uhr leitet der innere Taktgeber die Regeneration ein. Die Entgiftung läuft auf Hochtouren, der Harnfluss ist ähnlich stark wie morgens. Zum späteren Abend hin steigt die Schmerzempfindlichkeit, und der Melatonin-Spiegel wird wieder angehoben. Es folgt der Schlaf mit seinem vollen Regenerations- und Schönheitsprogramm. Auch für die Wirkung von Medikamenten kommt es auf den Zeitpunkt an. Die Anwendung im rechten Moment lohnt sich und kann bei Krebsmedikamenten lebenswichtig sein.

SCHLAFMUSTER UNTERSCHEIDEN SICH

Ein einzelner langer Nachtschlaf ist Standard in unserer Gesellschaft. Er nennt sich „monophasischer" Schlaf. In südeuropäischen Ländern ist es üblich, eine Siesta zu halten, das nennt man dann biphasischen Schlaf, Zwei-Phasen-Schlaf. Ein Mittagsschlaf wird aber auch in Deutschland gern gehalten. 31 % der Befragten einer Untersuchung der Allianz AG legen sich zwischendurch mal aufs Ohr. Weitere 19 % würden dies gerne tun, wenn es die Umstände zuließen. Durch die Siesta wird weniger Schlaf in der Nacht benötigt, und das Leistungstief am Mittag wird sinnvoll überwunden. Ein Schlafmuster mit mindestens drei über den Tag verteilten Schlafphasen wird als polyphasisch, oder auch Vielphasenschlaf, bezeichnet. Säuglinge schlafen noch polyphasisch, auch manche Senioren zeigen eine Neigung zum polyphasischen Schlaf.

Dem Credo der Leistungsgesellschaft folgend, versuchen einige Forscher herauszufinden, ob man unserem Schlafbedürfnis und -bedarf irgendwie

Der Schlaf der Genies

Angeblich sollen viele geniale Persönlichkeiten und Hochbegabte dem polyphasischen Schlaf gefrönt haben. Dazu gehören zum Beispiel:

- Napoleon Bonaparte
- Albert Einstein
- Leonardo da Vinci
- Benjamin Franklin
- Thomas Alva Edison

Herr werden könnte – und wenn ja, wie. Wie vorteilhaft für die Wirtschaft wäre es beispielsweise, wenn man Mitarbeiter so schlafen (lernen) lassen könnte, dass sie mit deutlich weniger Stunden Schlaf auskämen, ohne krank zu werden. Durch die Verteilung mehrerer kurzer Schlafphasen über den Tag könnte eine gleichmäßigere Erholung und damit Konzentration, Produktivität und ein gleichmäßigeres Wohlbefinden gesichert werden. Der Schlafbedarf insgesamt nähme ab, weil der Körper lernt, in kürzerer Zeit eine bessere Erholung zu erreichen. Die Schlafforschung steht in diesem Bereich – vielleicht auch zum Glück – noch in den Kinderschuhen. Langzeitfolgen sind noch nicht absehbar, und von vielen anderen Wissenschaftlern wird sogar angezweifelt, dass eine Konditionierung des Körpers, mit weniger, dafür effizienterem Schlaf auszukommen, überhaupt möglich ist.

WIE VIEL SCHLAF DER MENSCH BRAUCHT

Normalerweise werden für einen Erwachsenen acht Stunden Schlaf veranschlagt. Nach neueren Statistiken aus Japan und den USA sind es in diesen Ländern nur sechs bis sieben Stunden. Ein interessantes Phänomen ist die Tatsache, dass es geborene Kurzschläfer gibt, die teilweise mit nur drei Stunden Schlaf pro Tag auskommen. Zurückzuführen ist der geringe Schlafbedarf auf das Gen hDEC2. Es handelt sich also um eine angeborene Eigenschaft, die nicht erlernt werden kann. Die echten Kurzschläfer leiden nicht unter Symptomen eines Schlafdefizits. Diese Menschen schlafen ganz normal monophasisch, aber eben nur kurz. Nur etwa 1 % bis 3 % der Menschen zählen zu dieser Gruppe.

Von hundert Menschen, die glauben, Kurzschläfer zu sein, benötigen nur fünf tatsächlich so wenig. Dagegen schlafen die vollmundig selbst ernannten Kurzschläfer zu wenig und leiden bald an den normalen Symptomen von Schlaflosigkeit bis hin zum Burnout. Dazu gehören viele ehrgeizige junge Leute auf der Überholspur, die meinen, die Körperrhythmen austricksen zu können. Eine trügerische Hoffnung.

Was bleibt, ist ein Kunstgriff. Tatsächlich gelingt es wenigen mit Hilfe des polyphasischen Schlafs, den täglichen Schlafbedarf zu reduzieren. Der Ansporn ist die gewonnene Lebenszeit: bis zu sechs Stunden am Tag. Hochgerechnet sind das 42 Stunden pro Woche, 7,5 Tage pro Monat, drei Monate pro Jahr. Wenn man mit 20 Jahren startet, polyphasisch zu schlafen, dann kann man als achtzigjähriger polyphasischer Schläfer behaupten, man habe 15 Jahre Lebenszeit dazugewonnen. Die Anpassung an ein polyphasisches Schlafmuster ist aber alles andere als einfach. Wahrscheinlich ist es im Zweifel besser, wertvolle Schlafzeit nicht künstlich zu verkürzen.

VERSCHIEDENE SCHLAFRHYTHMEN: LERCHEN UND EULEN

Die circadianen Rhythmen, die Taktgeber des Lebens, bestimmen auch, ob ein Mensch ein Frühaufsteher oder ein Nachtschwärmer ist – die berühmten „Lerchen" und „Eulen" wurden bereits erwähnt. Dabei ist ein nachtaktiver Mensch nicht unbedingt ein Langschläfer, denn eigentlich schläft er nicht länger, sondern geht später zu Bett und steht demzufolge auch später auf. Unter den Frühaufstehern gibt es ebenso viele Kurz- oder Langschläfer wie unter den Nachtschwärmern. Es geht bei den verschiedenen Schlaftypen also eher darum, wann geschlafen wird, als darum, wie lange. Auch hier sind die Gene bestimmend. Das Erbgut des Menschen entscheidet, zu welchem Chronotyp er tendiert. Dabei sind ausgeprägte Lerchen- oder Eulentypen selten. Die meisten Menschen sind allerdings weder das eine noch das andere, ihr Schlaf-Wach-Rhythmus liegt irgendwo dazwischen.

Kinder und ältere Menschen: die Lerchen unter uns

Gleich welcher Fraktion man angehört, die Schlafrhythmen unterliegen auch dem Wechsel der Lebensphasen. Viele Eltern können ein Lied davon singen, welche ausgeprägten Lerchen ihre kleinen Quälgeister sind. Kindergarten-

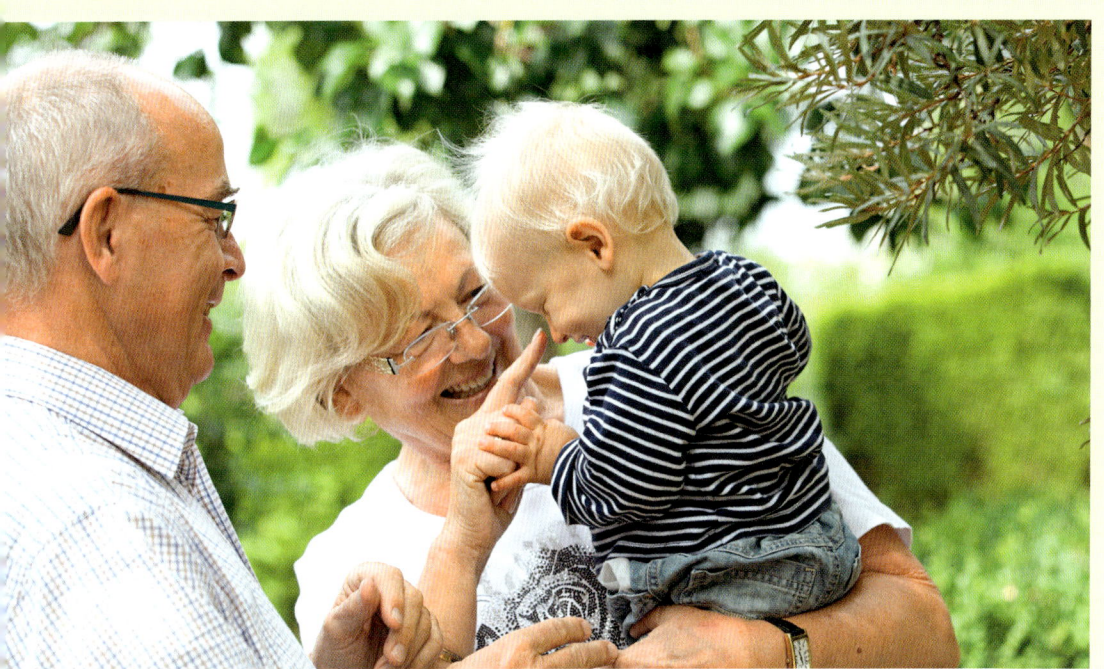

Kinder und ältere Menschen sind meist eher „Frühtypen", d.h., sie werden morgens relativ früh wach und gehen nicht so spät ins Bett. In der Pubertät werden fast alle Menschen zu „Spättypen", bleiben bis nachts wach und kommen morgens nicht aus den Federn.

und Grundschulkinder sind oft schon früh am Morgen hellwach und quälen dadurch besonders am Wochenende ihre ruhebedürftigen Eltern. Das ändert sich mit der Pubertät. Zwischen 12 und 14 Jahren werden die meisten Jugendlichen zu Eulen. Als Jugendliche sind also dann dieselben Kinder nicht mehr aus dem Bett zu bekommen. Familiäre Dramen sind die Folgen, weil Eltern dieses Verhalten oft als Faulheit fehlinterpretieren. Jugendliche zählen für die Schlafforscher zu den Spätaufstehern. Mit Anfang zwanzig stellt sich ihre innere Uhr wieder um. Dann gibt es wieder mehr Frühaufsteher. Grundsätzlich neigen mehr Männer dazu, morgens länger zu schlafen als Frauen. Bei den über 50-jährigen spielen diese Unterschiede keine große Rolle mehr. Das liegt auch hier an der veränderten hormonellen Situation. Alte Menschen stehen eher früh auf – ein Phänomen, das manchmal etwas herzlos als „senile Bettflucht" bezeichnet wird – und gehen früh zu Bett. Wer genetisch zur Lerche neigt, wird als Jugendlicher eher zum Normaltyp und im Alter wieder zur Lerche. Wer eher eine Eule ist, entwickelt sich als Teenager zum notorischen Langschläfer und wird im Alter zur moderaten Eule. Das alles sind aber nur

Annäherungen. Letztlich ist das Schlafverhalten sehr individuell. Und es gilt auch hier, den eigenen Rhythmus zu finden und zum Ritual werden zu lassen.

ALLES FLIESST

Das Leben pulsiert und schwingt. „Alles fließt", „panta rhei", sagte der griechische Philosoph Heraklit. Vom griechischen Verb „rhei" (fließen) stammt unser Wort Rhythmos, das Fließende. Es gibt zwei musikalische Grundbegriffe, mit denen wir auch die Ausgewogenheit von Körper und Seele, das psychosomatische Gleichgewicht, beschreiben können: Rhythmus und Harmonie. Ein gesunder Organismus ist chronobiologisch in Harmonie, seine Rhythmen sind fein aufeinander abgestimmt.

Die Neujustierung des Organismus gelingt mit Hilfe der Musik oder einem erholsamen Schlaf. Beide sind mächtige Verbündete für ein aus voller Kraft gelebtes Leben. Musik und Schlaf haben beide auch einen ähnlichen, erstaunlichen Einfluss auf die Selbstheilungsvorgänge. Sie werden seit Jahrtausenden von den Schamanen genutzt, wenn sie zur Trommel greifen. Trommeln löst Verspannungen und baut Aggressionen ab. Es wirkt beruhigend und kann auch Trancezustände auslösen.

Die Neujustierung des Organismus gelingt mit Hilfe der Musik oder eines erholsamen Schlafs.

Körperrhythmen sind Schwingungsvorgänge, die wie physikalische Schwingungen angeregt werden können und die Resonanzen auslösen. Sie wirken machtvoll auf den Körper ein und damit auch auf den Schlafrhythmus.

MUSIK IST LEBEN

Es ist erstaunlich, wie nahe verwandt sich die Musik zu den Rhythmen des Körpers darstellt. „Brevis", die kurze Note der Gregorianik, dauert einen Herzschlag lang, und „Longa", eine Länge der choralen Musik, wird in der

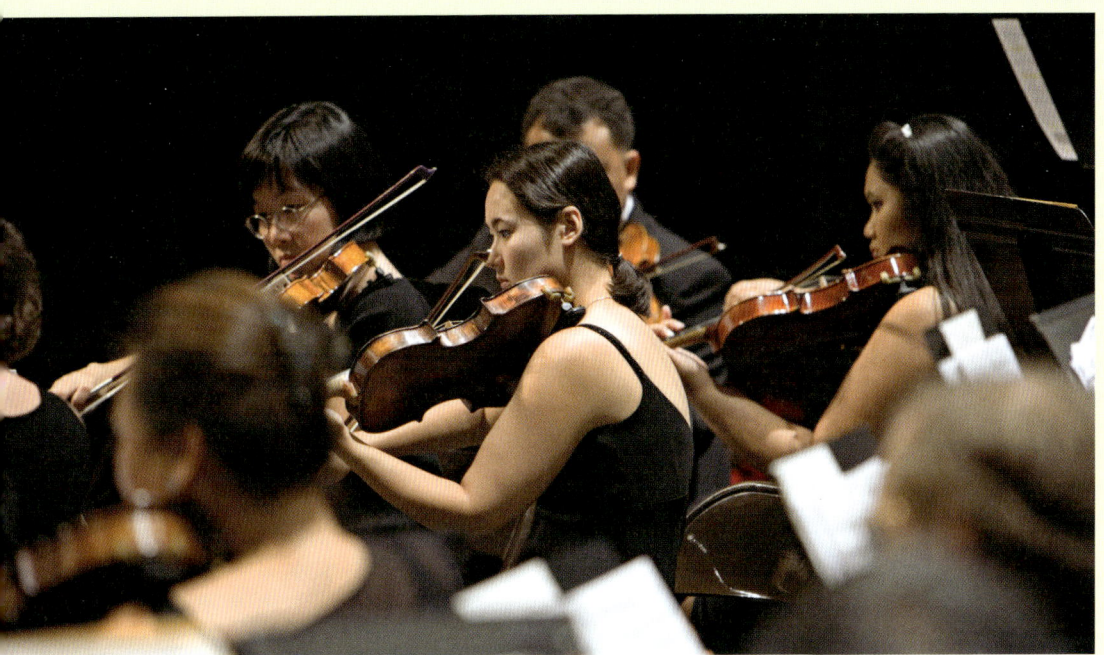

Im Schlaf „schwingen" unsere Organe harmonisch miteinander, so wie Musiker in einem Orchester zusammenspielen. Oftmals stimmen die Organsysteme ihre Frequenzen auf ganzzahlige Vielfache voneinander ein, so wie dies in wohlklingenden Akkorden der Fall ist.

Länge eines Atemzugs gesungen. Brevis und Longa stehen zueinander in einem zeitlichen Verhältnis von 4 zu 1. Das ist erstaunlicherweise auch genau das Verhältnis des Herzschlages zur Atmung, das wir bei einem gesunden Menschen im tiefen Schlaf finden. Der Vergleich mit der Musik liegt deshalb nahe, da alle Körperrhythmen in einem ganzzahligen, harmonischen Verhältnis zueinander stehen:

- *Herz/Atmung in Ruhe 4:1*
- *Herz/Gangfolge 1:1*
- *Magenmuskulatur-Grundrhythmus/Magenmuskel-Kontraktionswellen 1:3*

Diese Rhythmen sind untereinander vernetzt und verwoben wie die Instrumente eines Symphonieorchesters. Die harmonische Ordnung ist sehr labil und muss in Ruhephasen immer wieder regeneriert werden. Dies geschieht am stärksten im Nachtschlaf. Nach einigen Stunden synchronisieren sich Herz- und Atemrhythmus wieder in einem Verhältnis von 4 zu 1. Störungen dieses Taktes in unserem „Körperorchester" sind häufig die Ursache von Krankheiten. Die Koordination der unzähligen Rhythmen funktioniert im Idealfall so vollkommen wie der Zusammenklang eines harmonischen Orchesters. Und das braucht Ordnung und feste Regeln. Da ist es nicht erstaunlich, dass Schichtarbeiter oder Vielflieger, also Menschen, die ständig Zeitzonen überschreiten, häufiger krank werden als Personen mit einem regelmäßigen Tagesablauf. Das Wieder-Einschwingen in den Rhythmus erfordert Zeit – am besten im Schlaf verbrachte Zeit. Sonst drohen selbst belastbaren Personen eine Reihe von Störungen, die individuell sehr unterschiedlich ausfallen können, von Kopfschmerzen bis zu Verdauungsproblemen.

RITUALE UND RHYTHMEN FESTIGEN DAS LEBEN

Hundertjährige werden oft nach Tipps für ein gesundes Altwerden gefragt. Dabei stellt sich immer wieder heraus, dass es keine allgemeingültigen Rezepte gibt. Und doch ist auffällig, dass sehr alte Menschen feste Gewohnheiten pflegen und sie auch stur verteidigen. Sie bestehen oft auf feste Essens- und Schlafzeiten und die Einhaltung eines Tagesrhythmus. Vielleicht sind sie deshalb so alt geworden. Rituale wie regelmäßiges Essen, Bewegen und Schlafen stärken die körpereigenen Rhythmen. Die kirchlichen Feste strukturieren das Jahr und helfen unserem Organismus, sich in den Jahreszeiten zurechtzufinden. Wer nicht im Kirchenjahr verwurzelt ist, kann die Jahreszeiten mit ihren Veränderungen auskosten und damit einen Rhythmus schaffen.

Es ist wichtig, die Wechsel und Polaritäten von Tag und Nacht, Wärme und Kälte, Trockenheit und Feuchte an sich heranzulassen, statt sie in temperierten Räumen mit Kunstlicht auszublenden. Damit unterstützt man den Organismus, die Regelsysteme ständig neu zu eichen. Ein im Wechsel schwingendes, dynamisches Leben ist einem statischen Konzept, das alles gleich machen will, hoch überlegen. Diese Wiederentdeckung der Bedeutung der Rhythmen hat schon viele Geheimnisse des guten Lebens lüften können. Wir sollten das nutzen.

DAS WICHTIGSTE AUS DIESEM KAPITEL

1. Der Mensch ist neben einem Kultur- auch ein Naturwesen und damit seit Urzeiten eingebettet in die Rhythmen und Takte der Erdrotation und unterschiedlicher tages- und nachtzeitlicher Schwankungen seiner Systeme. Bis zu einem gewissen Grad kann sich jeder Mensch von diesen Rhythmen emanzipieren und individuell davon abweichen. Zu viel Abweichung von unseren biologischen Gesetzen macht aber auf Dauer fast jeden krank.

2. Achten Sie auf Ihren eigenen inneren Rhythmus und versuchen Sie, ihren Tages-, Abend- und Nachtablauf so gut es geht an Ihre inneren Vorlieben anzupassen. „Freiheit ist Einsicht in die Notwendigkeit." (Friedrich Hegel)

3. Körper und Seele brauchen halbwegs feste Regeln, um gut zu funktionieren. Morgen- und Abendrituale, regelmäßige Mahlzeiten und soziale Kon-"takte" takten und rhythmisieren uns.

4. Der Mensch ist ein Raumwesen und ein Zeitwesen. Und ebenso wie es einen Raumkörper gibt, gibt es auch einen Zeitkörper, der sich im Laufe des Lebens verändert und der in unterschiedlichen Lebensphasen und -zeiten unterschiedlich empfindlich und empfänglich für bestimmte Dinge ist. Jeder von uns hat auch einen eigenen Chronotyp und erlebt Zeit immer ein bisschen anders als die anderen.

5. Der Mond ist ein wunderbarer und wandelbarer Himmelskörper und regt seit Urzeiten zu Mythen, Märchen, Geschichten und Fantasien an. Viele Pflanzen, Insekten und Kleintiere brauchen ihn zur Orientierung und Taktung. Der Mensch wird aber nicht stark durch den Mond beeinflusst, und trotz vieler anderslautender Erzählungen und Befragungen auch durch Vollmond nicht. Auch nicht im Schlaf.

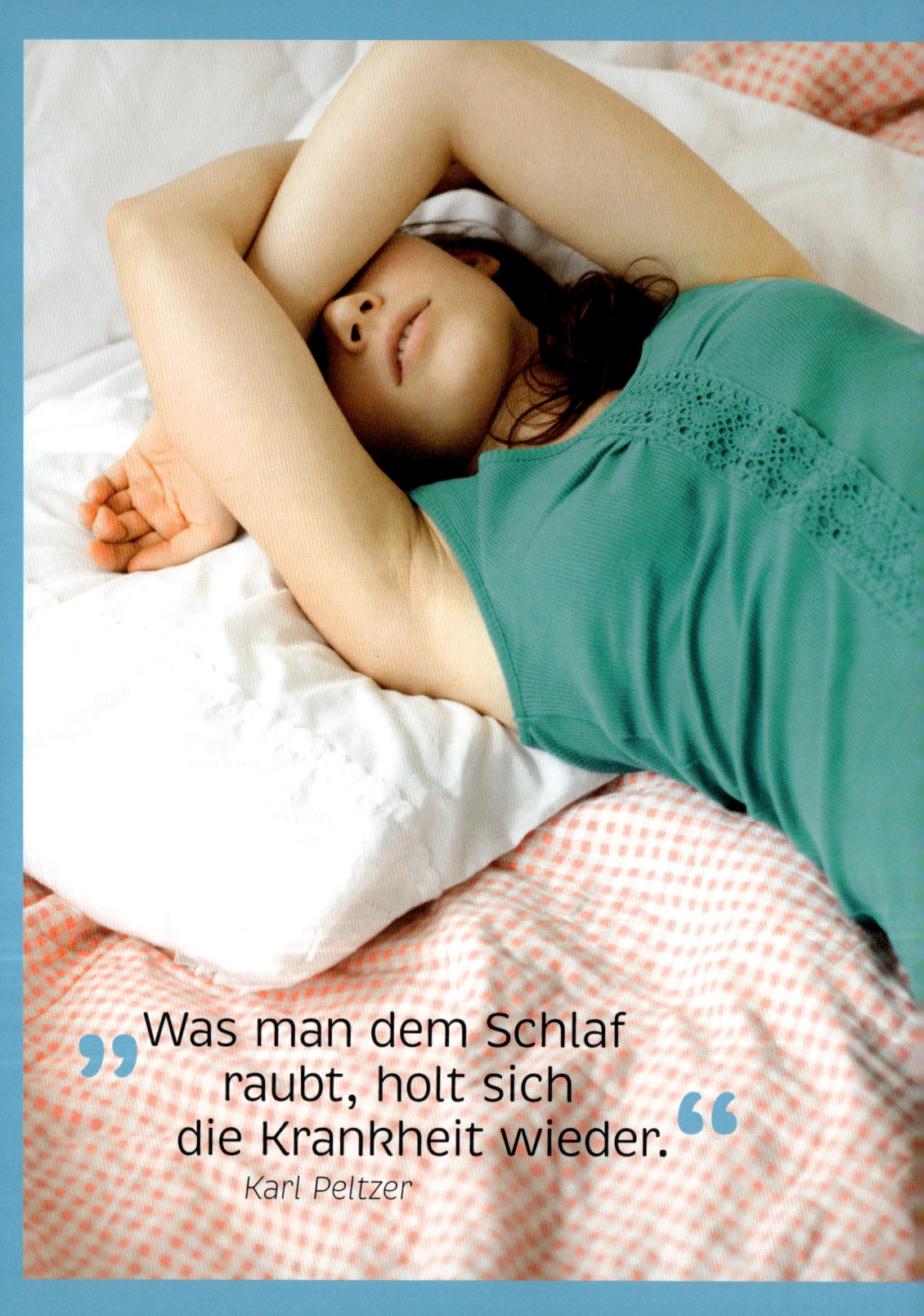

„Was man dem Schlaf
raubt, holt sich
die Krankheit wieder."

Karl Peltzer

STÖRENFRIEDE UND DÄMONEN DER NACHT
Schlaflosigkeit, Schnarchen, Schlafapnoe, Unruhige Beine

SCHLAFLOS IN DEUTSCHLAND

Schlafstörungen gehören zu den häufigsten beklagten Symptomen in modernen Industriegesellschaften. Inzwischen leidet jeder vierte bis fünfte Deutsche unter länger als drei Wochen anhaltenden Schlafproblemen mit entsprechenden Konsequenzen für das Arbeits- und Privatleben. Mal eine Nacht schlecht zu schlafen, ist nichts Schlimmes und völlig normal. Wenn es aber immer mehr Nächte hintereinander werden, in denen wir uns schlaflos im Bett herumwälzen und -quälen, dann macht uns das irgendwann mürbe. Wir büßen Leistungsfähigkeit ein, unsere Stimmung wird schlechter, wir werden gereizter, dünnhäutiger, unkonzentrierter und erschöpfter.

Am meisten beklagen die Menschen Durchschlafstörungen. Sie können zwar noch halbwegs gut einschlafen, aber irgendwann werden sie dann einmal oder mehrmals nachts wach, wälzen sich unruhig im Bett herum und können dann nicht wieder einschlafen. Ein quälender Teufelskreis aus Schlaflosigkeit bei Nacht und Erschöpfung und Gereiztheit bei Tag brennt sich über Tage und Wochen langsam ein und ebnet so den Weg zur Chronifizierung. Je öfter wir schlecht schlafen, desto mehr wünschen wir uns, dass die nächste Nacht nun doch endlich den ersehnten Schlaf zurückbringen möge. Unsere Wünsche und Erwartungen an die Nacht und den sich doch nun bitte endlich wieder einstellen mögenden Schlaf werden immer größer, lauter und intensiver. Und das macht Druck. Und dieser Druck verhindert dann

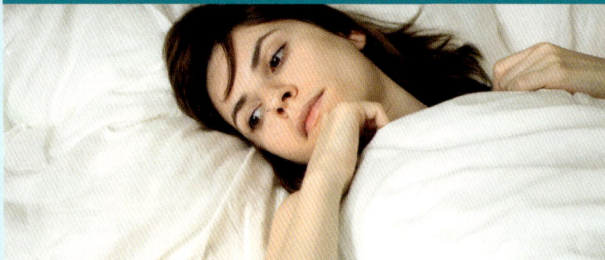

zusätzlich, dass wir uns abends entspannen und loslassen können.

Das Gehirn macht irgendwann immer das besonders gut, was es oft tut. Üben wir oft Tischtennis, können wir das irgendwann recht gut. Schlafen wir oft schlecht, können wir irgendwann das besonders gut. So nimmt aber auch der Druck auf die Nacht immer weiter zu, weil die Schlaflosigkeit als so quälend und nervend erlebt wird und weil die Auswirkungen schlecht geschlafener Nächte oft solch unangenehme Konsequenzen für den nächsten Tag haben. Durch den Druck wird das Ein- und Durchschlafen aber immer schwerer, weil sich Schlaf nur im Zustand bio-psycho-physiologischer Entspannung einstellt und Anspannung und Druck sich mit dem „Loslassen" beim Ein- und Durchschlafen nicht vertragen. Die Anspannung und Erwartungshaltung verstärken also die Schlafstörung zusätzlich.

ANGST ALS URSACHE VON SCHLAFSTÖRUNGEN

Eine große Rolle spielt bei vielen Menschen mit Schlafstörungen die Angst. Angst vor der Zukunft, Angst vor Jobverlust, Angst, dass der Job sich ändern könnte, Angst, dass der Job so bleiben könnte. Angst, dass der Partner gehen könnte, Angst, dass der Partner bleiben könnte. Angst um die Kinder, die

Eltern, Angst um alles Mögliche. Angst kommt vornehmlich vom lateinischen Wort angustia und bedeutet Enge. Alles was zu eng ist bzw. zu eng wird, kann uns Menschen Angst machen. Aber auch alles, was zu weit ist, zu groß für uns, zu unbekannt, zu fremdartig, zu unplanbar. Wir stehen heute vor dem Paradox, dass es uns objektiv eigentlich so gut geht wie noch nie, aber im subjektiven Empfinden oft so schlecht wie nie. Wir sind in Deutschland so unzufrieden wie selten seit Ende des Zweiten Weltkriegs. Alle jammern.

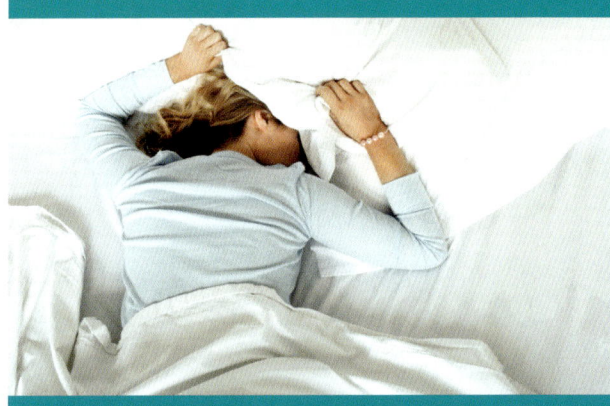

DAK Studie 2010
20 Millionen Arbeitnehmer schlafen schlecht

Etwa jeder zweite Arbeitnehmer in Deutschland fühlt sich von Schlafproblemen betroffen. Fast 40 % dieser rund 20 Millionen Menschen sehen besonderen Stress und Belastungen als Hauptursache, wie es im Gesundheitsreport 2010 der Krankenkasse DAK heißt. Auslöser seien oft Konflikte am Arbeitsplatz, die sich wegen der Wirtschaftskrise verstärkt hätten.

Wir werden zwar immer älter, verhindern trotz diverser Krankheiten unseren biologischen Tod bis locker in die Mitte der Achtziger hinein, aber wir darben an altersmäßiger Vereinsamung und Verödung, und wir haben vor allem Angst. Weil wir eigentlich nichts mehr wirklich fürchten brauchen, fürchten wir uns vor allem. Weil es uns eigentlich zu gut geht und weil wir immer nur nach oben schauen. Dahin, wo es angeblich besser ist.

Wir haben kaum noch wirklich existenzielle Nöte, und deshalb bauschen sich die nicht-existenziellen Nöte in unserer Seele so auf. Weil die Seele eigentlich härtere Aufgaben will und braucht, als darüber wach zu liegen, ob Lisa-Marie und Noah-Gordon ab dem Sommer auf das städtische Gymnasium oder die Privatschule gehen sollen oder ob die Präsentation für die Marketing-Vizechefin morgen auch wirklich keine Rechtschreibfehler mehr enthält oder ob die No-Name-Zigaretten im Lidl jetzt 30 Cent billiger oder teurer geworden sind.

Da wir Menschen – und hier insbesondere wir Deutschen – uns immer nach oben, zu denen hin orientieren, die es „noch besser haben", sind wir trotz objektivem Wohlstand chronisch unzufrieden mit uns und unserem Leben. Unter anderem deshalb haben wir auch so oft und so viel Angst. Weil wir meist noch mehr wollen. Weil es uns oft immer noch nicht reicht. Weil wir, die wir „die Gnade der späten Geburt" erleben, keine wirkliche Not und keinen echten Mangel mehr kennen.

Angst geht über den Körper

Angst ist ein psychisches Phänomen, das sich häufig über körperliche Zustände äußert und das vor allem über nervlich-hormonelle Vermittlung und Muskelanspannungen extrem unangenehme Empfindungen und Sensationen auslösen kann. Die Beschwerden reichen von diffuser innerer Spannung über Herzklopfen und -stolpern, Druckgefühle im Brustkorb, Übelkeit, Schwitzen, Magenschmerzen, Durchfall, Panikattacken bis hin zu Vernichtungsgefühlen und totaler Todesangst. Die Gründe vieler Ängste bleiben aber oftmals unbewusst, weil die Symptome dann doch gerade nicht heftig genug sind, um sich intensiver mit ihren Ursachen zu befassen, und weil es sich ja hauptsächlich zunächst um körperliche bzw. psychosomatische Symptome handelt, die gerne eher dem Körper zugeschrieben werden als der Psyche bzw. dem eigenen Leben. Die Gründe und Ursachen für unsere Ängste werden von uns oft lieber verdrängt und irgendwie zugeschüttet, weil die Auseinandersetzung mit ihnen anstrengend ist und häufig zunächst subjektiv anmutende unangenehme Wahrheiten zutage fördern kann.

Durch Angst bleiben unsere Muskeln angespannt und können sich abends im Bett nicht wieder entspannen.

Ängste und ihre meist diffusen Symptome gehen aber in der Mehrzahl nicht einfach von selber wieder weg. Diese „in den Matsch gefallenen Kinder der Seele" meckern und weinen meist so lange und irgendwann auch immer lauter, bis wir sie ansehen und aufheben, sie vom Schmutz befreien, ihre Tränen trocknen und sie durch bewusste Beschäftigung mit ihnen und den tiefer liegenden Themen „zurück in die Gruppe" bringen. Das bedeutet allerdings Arbeit. Aber die kann sich lohnen.

Angst produziert oft eine diffuse innere und äußere Anspannung. Durch Angst bleiben unsere Muskeln angespannt und können sich abends im Bett nicht wieder entspannen. Hierdurch kommen wir dann abends „nicht runter", und der Schalter geht nicht von Wachsein auf Schlafen. Dann liegen wir angespannt im Bett, und dann macht unser Gehirn das, was es am besten kann, nämlich denken. Nach(t)denken. Grübeln. Die Gedanken fangen an zu kreisen und zu rotieren und drehen sich oft um unsere Probleme. Weil die am Tage eher verdrängt werden als die schönen Sachen. Die schönen Erlebnisse braucht man ja nicht zu verdrängen, denn die tun uns ja gut. Die negativen, Unlust bereitenden Dinge aber verbannen wir am Tage gerne aus unserem aktuellen Arbeitsspeicher, weil diese uns ja zunächst einmal nicht so guttun.

Abends im Bett dann, wenn wir uns eigentlich wünschen, selig in Sandmanns Arme zu sinken, dann kommen die ganzen fiesen verdrängten und beiseitegeschobenen Gedanken und Gefühle aber wieder „auf die Bühne". Denn sie waren ja nicht wirklich weg, sondern nur an den Rand (des Bewusstseins) gedrängt.

Unsichere, schnelle Welt

Die Welt ist unsicher geworden. Vielleicht war sie das schon immer, aber wir Menschen haben gerne Beruhigung durch externe Sicherheiten, damit wir uns gut fühlen. Sicherheit beruflich, Sicherheit privat, Sicherheit finanziell. Aber das gibt es heute kaum noch auf Dauer. Und die Frage ist auch, ob das so noch einmal wiederkommt, wie wir es beispielsweise in Deutschland ab den 1960er-Jahren, vielleicht sogar bis fast in die Mitte der 90er hinein hatten. Auch die sich subjektiv immer schneller drehende Spirale der Zeit verunsichert uns. Weil immer weniger Zeit bleibt, um konstante und stabile Bindungen und Beziehungen aufzubauen und zu pflegen und weil sich Informationen immer schneller und dichter verbreiten und uns erreichen und wir sie irgendwie verarbeiten müssen. Und schließlich spielen auch Religion und

Transzendenz kaum noch eine Rolle in einer säkularisierten Gesellschaft, in der die Ökonomie alles andere plattwalzt. Damit geht aber der Blick aufs große Ganze verloren, das mehr ist als wir selber und das uns einbettet in einen größeren Sinnzusammenhang.

Wenn es keine Götter mehr am Himmel gibt, zu denen wir aufschauen können, an und in denen wir uns spiegeln und abarbeiten können, dann müssen wir all unsere seelischen Sonderbarkeiten, Widersprüche, Ambivalenzen und Affekte in uns selber und unseren nächsten Mitmenschen aushalten und -leben. Aber dafür sind die und wir selber eigentlich nicht da und nicht gemacht. Und aus diesem Grunde kracht es auch so oft und so arg im Angst- und Stress- und Schlaf-Gebälk.

VOLKSKRANKHEIT BURNOUT

Burnout in seinen vielen Dimensionen, Abstufungen und Facetten entwickelt sich zur Volkskrankheit des 21. Jahrhunderts. Burnout ist das bei Google am häufigsten angeklickte Medizinwort weltweit. Schlafstörungen, chronische Erschöpfung, Gereiztheit, Leistungsabfall und gedrückte Stimmung sind die neuen Dämonen der Global Community. Die Weltgesundheitsorganisation WHO hat für das Jahr 2020 die Depression als weltweit häufigste Erkrankung prognostiziert, noch vor Herz-Kreislauf-Erkrankungen und Krebs.

Der Preis für unsere immer weiter fortschreitende Emanzipation von den natürlichen Rhythmen, den Wegfall von Ruhezeiten und Entspannungsphasen und das Zerfasern in den mannigfachen – evolutionär gesprochen – Luxusproblemen eines ständigen Zuviel beginnt nun, immer höher zu werden. Wir bezahlen mit unserer Gesundheit und kommen von selbst oft nicht mehr aus der Dauerüberreizung heraus. Wir haben einen Punkt erreicht, an dem die gewollte und forcierte Emanzipation von den jahrtausendealten, fest eingebrannten Rhythmen und Gesetzen unseres psychophysiologischen Funktionierens zunehmend zum Problem wird. Die Menschen sind überreizt. Sie müssen und/oder wollen ständig erreichbar sein, die traditionelle Trennung zwischen Arbeit und Feierabend löst sich immer mehr auf, sodass auch unser

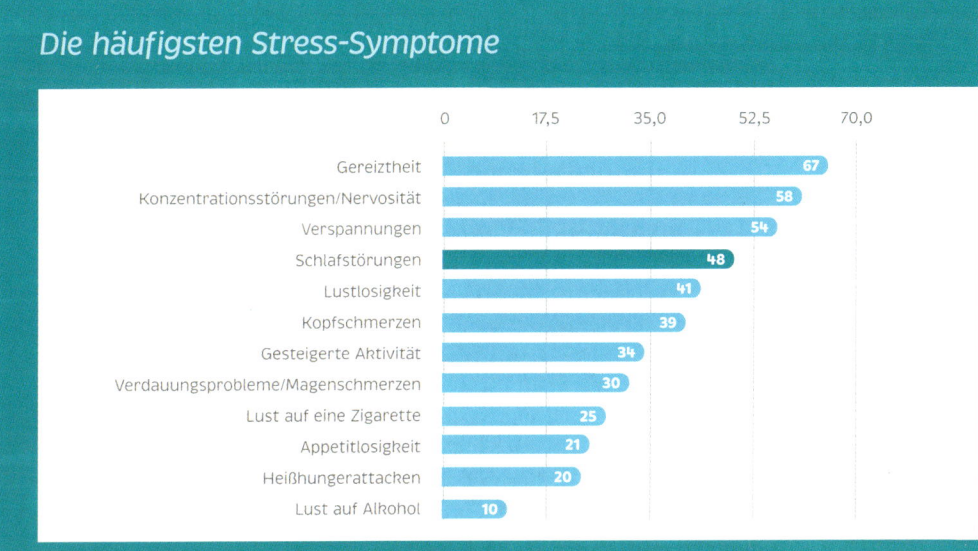

Die häufigsten Stress-Symptome

	0	17,5	35,0	52,5	70,0
Gereiztheit					67
Konzentrationsstörungen/Nervosität					58
Verspannungen					54
Schlafstörungen				48	
Lustlosigkeit				41	
Kopfschmerzen				39	
Gesteigerte Aktivität			34		
Verdauungsprobleme/Magenschmerzen			30		
Lust auf eine Zigarette		25			
Appetitlosigkeit		21			
Heißhungerattacken		20			
Lust auf Alkohol	10				

Organismus kaum noch weiß, wann er auf Anspannung und wann auf Entspannung umschalten kann, darf und soll.

Dies führt zu einer chronischen Aktivierung der Stressachse des Körpers und führt bei sehr vielen Menschen nach einer individuell unterschiedlichen Zeit zu Symptomen der Erschöpfung, ständiger Müdigkeit, Gereiztheit, Angst, fehlender Konzentration und nachlassender körperlicher Kraft. Fast immer ist ein erstes Alarmzeichen die Störung des Schlafs. Man kommt kaum zum Einschlafen, und das Durchschlafen wird immer mehr unterbrochen. Am nächsten Morgen fühlen wir uns wie gerädert, fertig, kaputt, gereizt und wissen nicht, wie wir den Tag überstehen sollen.

Burnout trifft oft Männer und Frauen, die anstrengende und anspruchsvolle Jobs, Berufe und einen vollen Terminkalender haben. Erst waren es die Hausfrauen, dann die helfenden Berufe (Ärzte und Pflegepersonal), dann die Lehrer, und im Moment sind es die Angestellten und Selbstständigen der IT-Branche, die die Rangliste der Burnout-Betroffenen anführen. Es sind häufig Menschen, die durch Smartphone, Laptop und ständige Erreichbarkeit dauernd nervlich und hormonell aktiviert sind und die dadurch immer häufiger

Probleme haben einzuschlafen, durchzuschlafen und auch nur mal 20 Minuten „runterzukommen“. Das Großhirn läuft ständig im roten Drehzahlbereich, und der Körper schafft es nicht mehr, Anspannung mit Entspannung gegenzuregulieren. Das System gerät ins Ungleichgewicht, und es machen sich zunehmend Nervenüberreizungs-Symptome breit, die auch noch die Tendenz haben, sich auszudehnen, zu chronifizieren, weil sie genau die empfindliche Schaltstelle sich normalerweise „automatisch“ einstellender Beruhigung, Entspannung und Erholung lahmlegen. Burnout braucht in der Regel einen hohen Leistungsanspruch an sich selbst und/oder hohe Anforderungen von außen. Hinzu kommt ein geringer eigener Entscheidungsspielraum und viel Fremdbestimmung sowie ein zumeist geringes Maß an interner und/oder externer Gratifikation. Auch die Übernahme von Positionen, für die man eigentlich nicht ausreichend qualifiziert ist, führt gerne ins Burnout.

Generation Y

Aber Burnout ist leider auch ein inflationär benutztes Modewort geworden, das für alles Mögliche und Unmögliche herhalten muss, von der passageren Befindlichkeitsstörung bis hin zur schweren klinischen Depression. Ein

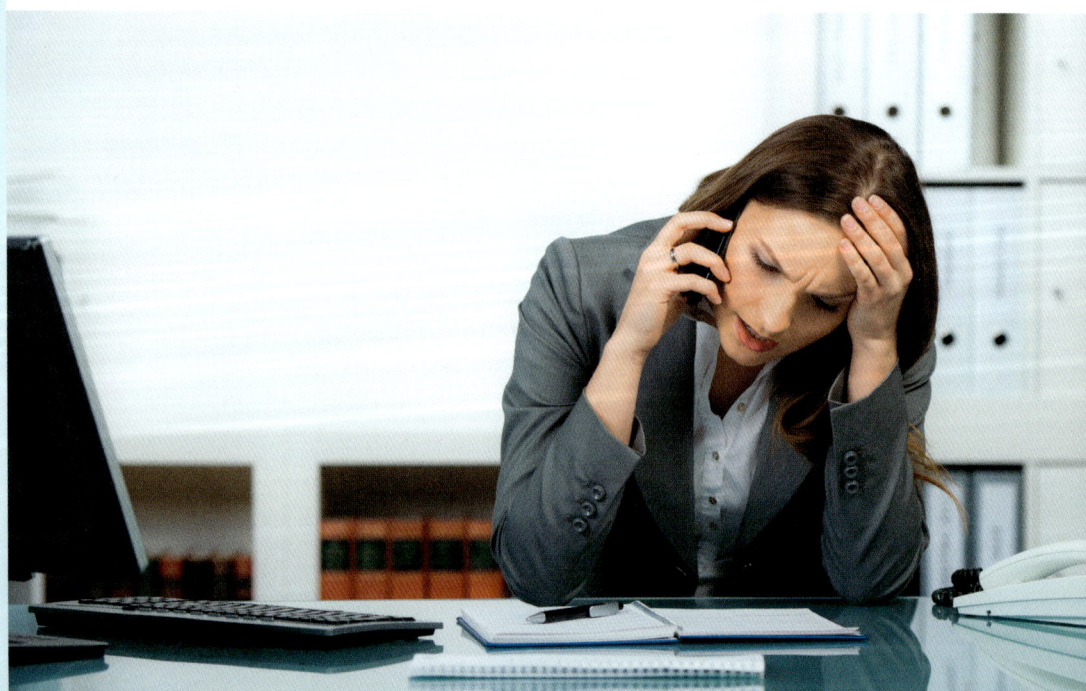

Grundproblem liegt in der bisher noch wenig erfolgreichen Eingrenzung und Klassifizierung der Symptomatik und Beschwerdestärke: Was ist ein Burnout, und was ist es nicht? Und müssen oder wollen wir das überhaupt wissen? Reicht es nicht, dass Menschen aus ihrer individuellen und subjektiven Warte sagen und empfinden, sie hätten ein Burnout? Müssen wir Ärzte immer alles eingrenzen, klassifizieren, benennen? Die Antwort hierauf ist Gegenstand mannigfacher aktueller Diskussionen. Fakt ist allerdings auch, dass ein nicht unerheblicher Teil subjektiv Burnout-Beklagender objektiv keine oder kaum hinreichende Beschwerden eines „echten" Burnouts zeigt, es aber trotzdem für sich deklamiert.

Nun fragt man sich: Was haben die denn alle dann? Was ist denn mit all denen nur los, die sich so sehr über ihr angeblich chronisches und ach so schlimmes Gestresstsein beklagen? Sind die alle nur nicht mehr richtig belastbar? Sind das alles nur Weicheier, die satt, sicher und sauber auf Mamis Schoß sitzen und lecker warm Kakaochen trinken wollen, anstatt an Papis rechter Seite zu schwitzen und mal richtig zu arbeiten?

Nun, ich denke, ganz so einfach ist es nicht, auch wenn es verführerisch und naheliegend wäre, mal eben alle basalpolemisch als vermeintliche Jammerlappen über einen Kamm zu scheren und abzustempeln.

Die FAZ-Redakteurin Christina Hucklenbroich schrieb kürzlich einen bemerkenswerten Artikel namens „Generation Y" über die nach 1980 geborenen Ärzte, wobei ihre feinsinnige und differenzierte Analyse auch auf viele andere Berufsgruppen transponierbar ist. FAZ-it: Man hat es gerne kommod. Man möchte keine Nachtdienste mehr machen, keine Überstunden schieben, ist nicht mehr so auf Kohle aus und nicht mehr auf Doktor- und Professorentitel scharf, man nimmt lieber Elternzeit und Freizeitausgleich und verbringt die Ferien auf Amrum statt auf Malle. Schön und gut. Doch wer sich nie an den Rauigkeiten des Lebens reiben musste, der härtet auch nicht ab.

Wer als Arzt keine Nachtdienste macht – und seien sie eine gewisse Zeit auch noch so anstrengend und nervig –, dem fehlen später entscheidende Erlebnisse in seinem ärztlichen Erfahrungsschatz. Denn manche (Not-)Fälle kommen fast nur nachts. Und nachts muss man selber ran. Da sind dann halt keine fünf Kollegen und ein Oberarzt gleichzeitig da, die man fragen kann, was denn nun zu tun sei und die einem die Bürde der eigenen Entscheidungen und des eigenen Handels mit all seinen möglichen Konsequenzen abnehmen. Und wenn man sich nie am Druck der Wirklichkeit abarbeiten und etwas stählen musste, dann ist die Gefahr groß, dass man heute manche objektiv normale Belastung bereits als subjektiv überfordernd erlebt. Und dann brennen die zu kurzen Kerzen schneller runter, als man meint. … Burnout.

GENE UND GESCHLECHT – FRAUEN AUF DEM VORMARSCH

Gen- und Gender-Aspekte sind ein spannendes und weites Feld in der Schlafmedizin. Die individuelle Anfälligkeit für Ein- und Durchschlafstörungen hat eine genetische Komponente. Fragt man Schlafgestörte, ob Mutter oder Vater auch unter Schlafstörungen litten, so wird das in über 60 % der Fälle bejaht. Frauen leiden öfter unter Ein- und Durchschlafstörungen als Männer, Männer schnarchen dafür häufiger und bekommen öfter eine Schlafapnoe. Der Schlaf der Frauen ist von Natur aus leichter, weil die Frauen nachts die Kinder hören sollen/müssen/wollen.

> *Frauen leiden genetisch bedingt öfter unter Ein- und Durchschlafstörungen als Männer.*

Weil Frauen nachts geräuschempfindlicher sind als Männer und weil Frauen eben qua Genetik darauf getrimmt sind, die Familienmitglieder nachts eher zu hören, falls etwas nicht in Ordnung ist, hören Frauen auch ihren schnarchenden Partner eher und öfter und lauter als ein schlafender Mann eine schnarchende Frau. Man hat ausgerechnet, dass eine verheiratete Frau, die einen schnarchenden Ehepartner hat, im Laufe ihres Lebens auf bis zu zwei Jahre Schlaf verzichtet.

Aber die Frauen werden immer selbstbewusster. 80 % der Schnarcher in meiner Schlafpraxis werden von ihren Frauen geschickt. Weil die das so nervt, wenn er nachts schnarcht. Weil die Frauen inzwischen selber gut schlafen wollen.

Bis vor einigen Jahren noch galt Schnarchen gemeinhin mehr als Kavaliersdelikt denn als Krankheit. Die Damen ließen ihren Schatzi nachts meist in Ruhe sägen, weil er ja morgens auf die Jagd musste, um das Fleisch nach Hause zu bringen. Heute gehen die meisten Frauen selber tagsüber jagen (arbeiten) und können es sich schon alleine deshalb nicht mehr leisten, auf ihren eigenen Schlaf dem seinen zuliebe zu verzichten. Und es sind auch die Frauen, die das Schnarchen des Partners als Krankheit – nicht nur der Partnerschaft, sondern auch als Krankheit des Körpers des Partners – entdecken und enttarnen.

Es waren traditionell eigentlich immer die Frauen, die für die Gesundheit der Familie bzw. der Gruppe verantwortlich zeichneten. Die Männer gingen tagsüber Nahrung besorgen, und Frauen hielten die Höhle sauber und entlausten eben auch die Kinder und die Partner.

EINE BESONDERE SITUATION: DER SCHLAF DER BABYS

So unterschiedlich die menschlichen Kulturen sind, in einem sind sie sich einig: Kleine Kinder gehören nachts in die Nähe ihrer Eltern. Nur in der westlichen Welt nehmen viele Eltern an, kleine Kinder sollten schon deshalb im eigenen Bettchen schlafen, weil sie sonst nicht selbstständig würden. Dabei verhilft das Schlafen am Körper der Mutter jungen Babys nicht nur zu einem stabileren Herzschlag und Atmungsrhythmus, sondern auch, ihre Wärme besser stabil zu halten. Messungen zeigen, dass im eigenen Bettchen schlafende Säuglinge eine niedrigere Körpertemperatur haben als bei ihrer Mutter im Bett schlafende Babys.

Die unterstützende Funktion eines Bettpartners wird in der Medizin genutzt, um Frühgeborenen zu einem besseren Schlaf zu verhelfen. Da sich die Mutter ja nicht zum Kind in den Inkubator legen kann, „atmet" ein Teddybär im Rhythmus des Kindes. Die Babys, die mit dem atmenden Bär schlafen, haben einen ruhigeren Schlaf. Auch zeigte sich, dass die Babys von sich aus zu dem atmenden Bär Kontakt suchen. Die Forscher gehen deshalb davon aus, dass die rhythmische Stimulierung die Gehirnreifung der Kinder unterstützt.

VOM SÄGEN ZUR LUFTNOT – SCHNARCHEN & SCHLAFAPNOE

Schnarchen ist ein Riesenthema und rückt immer mehr ins Bewusstsein der Menschen. Schnarchen ist ab einem gewissen Schweregrad kein Kavaliersdelikt mehr, obwohl es viele Jahrzehnte als solches galt. Schnarchen ist in den allermeisten Fällen tatsächlich eine Krankheit. Und zwar nicht nur für den Bettpartner, der den, die oder das sägende Wesen an seiner Seite die ganze Nacht ertragen muss, sondern auch und vor allem für den Schnarcher selbst wird die nächtliche Luft-Flatter-Krach-mach-Sache früher oder später zum gesundheitlichen Problem. Jeder zweite Mann über 40 schnarcht und jede siebte bis achte Frau in dieser Altersgruppe. Männer schnarchen lauter und öfter und bekommen häufiger eine Schlafapnoe als Frauen. Ab 65 Jahren schnarchen beide Geschlechter gleich viel und laut.

Schlafbezogene Atmungsstörungen (Schnarchen und Schlafapnoe) sind neben den Stress-Schlafstörungen ein weiteres Kreuz des 21. Jahrhunderts und betreffen alle zivilisatorisch hochgezüchteten Länder. Überall, wo Geld ist, wird geschlemmt und gesoffen und gefeiert und mehr gesessen und sich weniger bewegt

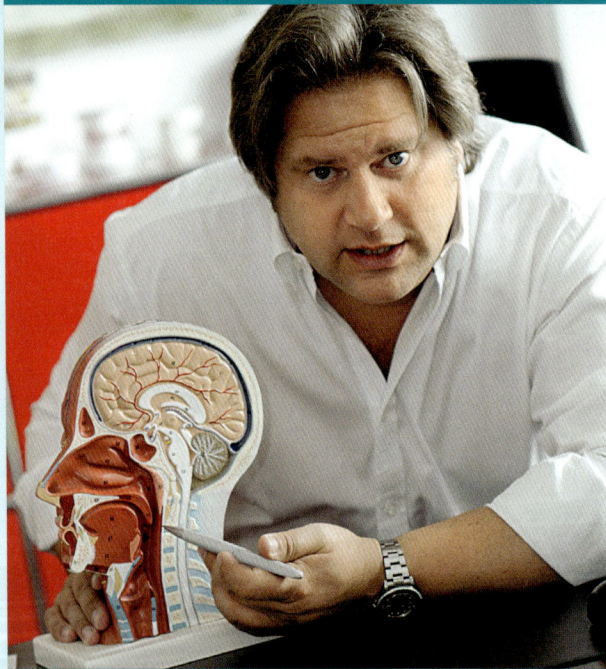

Beim Schnarchen ...

... passiert die Luft beim Einatmen Engstellen – entweder in der Nase oder im Rachen (z. B. den Zungengrundmuskel). Dies führt zu Luftverwirbelungen, wodurch Gaumensegel und Zäpfchen im Luftstrom flattern und die nicht selten bis über 50 dB lauten Schnarchgeräusche verursachen.

und da werden die Leute dicker. Und wenn sie dicker werden, schnarchen sie mehr. Und wenn sie mehr schnarchen und nachts lauthals nach Luft japsen und ringen, dann kriegen ihre (Bett)-Partner die Krise. Und die Beziehung kriegt Probleme. Und je länger und heftiger einer (oder eine, das gibt es übrigens auch) schnarcht, desto eher bekommt er auch irgendwann Atemaussetzer (eine obstruktive Schlafapnoe), einfach weil ihm durch das ständige mechanische Flattern von Gaumensegel und Zäpfchen im Wind (des Atmens) das Gewebe ausleiert und erschlafft und dann der dicke Zungengrundmuskel irgendwann ganz nach unten fällt und den Atemweg im Rachen verlegt.

Mit zunehmendem Lebensalter wird unser Gewebe schwächer, bei Männern auch rasch im Rachen. Ab den Wechseljahren ziehen die Frauen schnarchtechnisch mit den Männern gleich. Aber auch Stress kann Schnarchen auslösen oder verstärken. Wenn wir durch Stress den ganzen Tag zu sehr angespannt sind, dann sind auch fast all unsere Muskeln zu sehr angespannt und dann fallen sie im Schlaf entsprechend heftiger zusammen, als wenn wir tagsüber entspannter wären. Alkohol und die meisten Schlaftabletten sind weitere Schnarchverstärker, weil fast alle „Entspanner" auch die Rachenmuskeln mehr erschlaffen lassen.

Wie entsteht Schnarchen?

Schnarchen entsteht durch Luftverwirbelungen an Engstellen der Nase und des Rachens während des Schlafs. Je jünger ein Schnarcher, desto eher sind in der Regel anatomische Probleme die Ursache (Nase, Rachenmandeln). Eine behinderte Nasenatmung spielt bei erwachsenen Schnarchern in etwa 20 % der Fälle eine entscheidende Rolle.

Gefahren des Schnarchens

- Partnerschaft leidet
- „Nacht-Stress" (Cortisol, Adrenalin, Puls, Blutdruck, Mikroweckreaktionen)
- Tagesmüdigkeit, verstärkte Unfallgefahr
- Gereiztheit, Konzentrationsstörungen
- häufige Infekte im Nasen-/Rachenraum
- Allergiebereitschaft, Symptomverstärkung
- Gewichtszunahme (Circulus vitiosus!)
- Bluthochdruck
- Atherosklerose (besonders der Halsschlagadern)

Hier sind dann zunächst Hals-Nasen-Ohren-ärztliche Eingriffe das Mittel der Wahl. Engstellen entstehen in der Nase meist durch anatomische Verengungen (Nasenscheidewandverkrümmung oder vergrößerte Nasenmuscheln) oder – was nicht selten vorkommt – auch durch allergische oder infektbedingte Anschwellungen. Im Rachen entstehen Engstellen meist „funktionell" durch ein Nachlassen der Muskelspannung normalerweise dauerangespannter (tonischer) Muskeln.

Der Haupt-Erschlaffens-Übeltäter ist in den allermeisten Fällen der dicke Zungengrundmuskel, der durch die Schwerkraft im Liegen – ganz besonders in Rückenlage – und durch die Entspannung im Schlaf zu weit herunterfällt, dann den oberen Luftweg einengt oder sogar ganz verschließt. Bei Tag sind unsere Rachenmuskeln fast immer genügend angespannt, sodass bei Tag auch genügend Luft beim Atmen durch den Rachen in die Lunge kommen kann. Im Schlaf allerdings entspannen sich fast alle unsere Muskeln mehr oder weniger stark, sodass es dann im Rachen zu einem sogenannten „funktionellen Kollaps" der Muskulatur kommt. Kommt noch Luft hindurch, muss sie sich durch die Engstelle quetschen, dann entsteht eine Luftverwirbelung, die Gaumensegel und Zäpfchen zum Flattern bringt. Das nennt man Schnarchen.

Obstruktives Schlafapnoe-Syndrom (OSAS)

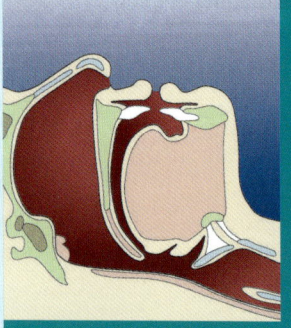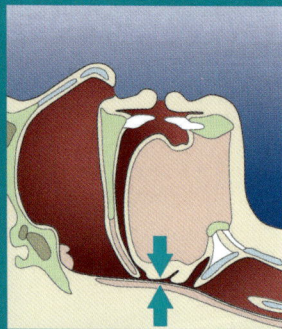

Durch komplettes Erschlaffen und Zurückfallen hauptsächlich des Zungengrundmuskels wird der Rachen immer wieder komplett verschlossen, sodass keine Luft mehr in die Lunge kommen kann.

Fällt der Zungengrundmuskel noch weiter zurück, kommt es zu einer kompletten Verlegung des Luftwegs und es kann keine Luft mehr beim Einatmen in die Lunge gelangen. Das nennt man Atemaussetzer bzw. obstruktive

Schlafapnoe, also zur Verengung (der Atemwege) führende Schlafapnoe.

Atemaussetzer, fachsprachlich Apnoen (von griechisch apnoia = kein Wind), können von wenigen Sekunden bis zu über zwei Minuten dauern. In der Schlafmedizin wird eine Atempause ab einer Dauer von zehn Sekunden als eine Apnoe gezählt. Fast den gleichen Krankheitswert wie obstruktive

Apnoen haben aber auch sogenannte obstruktive Hypopnoen. Hier kommt zwar noch Luft durch die Engstellen durch, die Menge der durchströmenden Luft ist aber um mind. 50 % vermindert und die Sauerstoffsättigung des Blutes ist um mind. 3 % erniedrigt. Auch eine Hypopnoe muss mind. zehn Sekunden andauern, um als solche gezählt und bewertet zu werden. Offiziell leiden in Deutschland nur etwa 3 bis 5 % aller erwachsenen Männer an einem obstruktiven Schlafapnoesyndrom (OSAS). Die reale Prozentzahl dürfte aber weitaus höher liegen, da die Schlafapnoe nach wie vor ein grotesk unterdiagnostiziertes und selbst in den Köpfen vieler Ärzte noch immer unbekanntes oder nicht ernst genug genommenes Krankheitsbild ist.

Problematisch bei den Atemaussetzern ist vor allem, dass durch sie immer wieder der Sauerstoffgehalt im Blut abfällt und immer wieder Alarmreaktionen im Organismus ausgelöst werden, die die Betroffenen – oftmals ohne dass sie das selbst nachts merken – unter ständigen Stress setzen, der sich dann unter anderem in Tagesmüdigkeit, Leistungsabfall, erhöhtem Blutdruck, schlechter Stimmung, Libidoverlust und diversen anderen Symptomen äußert. Sauerstoff ist der Hauptbrennstoff unseres Körpers und Sauerstoffmangel gefällt unserem Körper gar nicht.

Zwar sind nachts die Alarmgrenzen für einen Sauerstoffmangel gegenüber dem Tagesgeschehen schon deutlich laxer und weicher eingestellt,

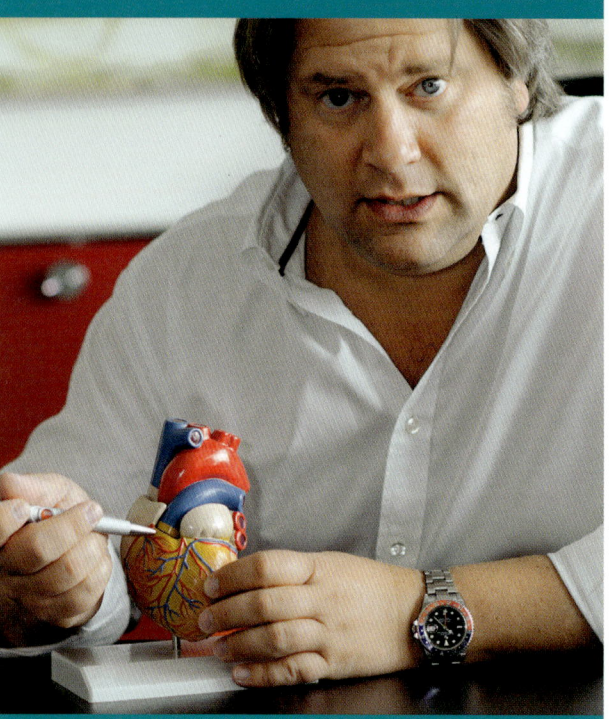

Schnarchen und Schlafapnoe ...

... können in vielen Fällen zu ernsthaften Herz-krankheiten führen, wenn sie über Jahre unbehandelt bleiben. Sie sollten daher schlaf-medizinisch diagnostiziert und ab einem gewis-sen Schweregrad immer behandelt werden.

jedoch gibt es bei jedem Menschen eine individuelle Grenze und Schwelle, ab welchem Grad von Sauerstoffmangel der Körper Alarmreaktionen auslöst. Diese bestehen in einem Ansteigen von Blutdruck, Herzfrequenz, dem Ausschütten von Stresshormonen wie Adrenalin und Cortisol und vor allen Dingen in dem ständigen Abfeuern von sogenannten Mikroarousals. Diese Mikroweckreaktionen sind kleine Mini-Stromstöße, die vom Gehirn aus an die Körpermuskeln gesendet werden, damit der Schnarcher bzw. Apnoiker seine Rachenmuskeln wieder anspannt, damit wiederum mehr Luft und damit Sauerstoff ins Blut kommt. Dummerweise führen diese – oft durch den ganzen Körper zuckenden – Mikroweckreaktionen zu einem ständigen „Herausschießen" des Schläfers aus den tieferen Schlafstadien, wodurch der Nachtschlaf zerstückelt, verflacht und fragmentiert wird.

Auch nächtliches Zucken der Gliedmaßen, vor allem der Beine (Periodische Beinbewegungen, PLM, häufig beim Restless-Legs-Syndrom anzutreffen), führt häufig zu schlaffragmentierenden Mikroarousals und auch schon reines heftiges Schnarchen kann ohne Atempausen und ohne Sauerstoffabfall bereits zu häufigen Mikroarousals mit Tiefschlafverlust, fragmentiertem

Schlafprofil und teils exzessiver Tagesmüdigkeit führen. Man nennt dieses Störungsbild ein „Upper Airway Resistance Syndrom", UARS, zu Deutsch: ein „Widerstandssyndrom der oberen Atemwege". Es ist sehr wichtig, das hier zu erwähnen, denn es gibt viel mehr Menschen mit einem UARS als mit einer echten obstruktiven Schlafapnoe (OSAS). Die UARSler fallen aber trotz Tagesmüdigkeit bei fast allen ambulanten Screening-Untersuchungen auf Schlafapnoe durch das Raster und werden von den screenenden Lungen- und HNO-Ärzten meist mit einem Schulterzucken wieder nach Hause geschickt. Denn die Screening-Untersuchung (die sog. Polygraphie) misst nur echte Atempausen und Sauerstoffabfälle. Sie versagt aber bei der Detektion eines UARS, weil sie aufgrund des Fehlens von EEG- und Muskelableitungen keine Mikroweckreaktionen erkennt. Der müde und erschöpfte Schnarcher wird dann ohne Diagnose und vor allem ohne Therapie wieder nach Hause geschickt und weiß immer noch nicht, warum er immer so müde ist.

Länger dauernde erholsame Schlafphasen sind durch Atemaussetzer oder auch schon starkes Schnarchen oft kaum erreichbar. Das ist unter anderem der Grund, warum die allermeisten starken Schnarcher und Schlafapnoiker über eine ausgeprägte bis zumindest moderate Tagesmüdigkeit klagen. Denn selbst wenn sie acht oder mehr Stunden schlafen, so ist ihr Schlaf in der Qualität, d. h. in der Tiefe und Durchgängigkeit meist massiv gestört. Wenn man das mit einem Handy vergleicht, kann man sagen, dass das Handy zwar acht Stunden am Ladekabel hing. Wenn das Ladekabel aber einen Defekt hat, dann kann es dort noch so lange hängen, das Handy wird einfach nicht mit genügend Strom aufgeladen, einfach weil die Lademaschine kaputt ist.

Die Folgen von unbehandeltem starkem Schnarchen, UARS und Schlafapnoe können alle Organsysteme betreffen, schädigen aber in erster Linie die Blutgefäße und damit das Herz-Kreislauf-System. 80 % aller Schlafapnoiker haben auch am Tage einen erhöhten Blutdruck. Die obstruktive Schlafapnoe erhöht unbehandelt das Risiko für Diabetes, einen Herzinfarkt und einen Schlaganfall sowie auch für Depressionen und Impotenz. Schnarchen und Schlafapnoe begünstigen das Auftreten von Reflux (Sodbrennen) sowie von Asthma und Infekten. Unbehandelte Apnoiker sterben auf zehn Jahre gesehen in 20 bis 40 % der Fälle früher als behandelte.

Schnarchen führt zu Mikro-Weckreaktionen (Arousals)

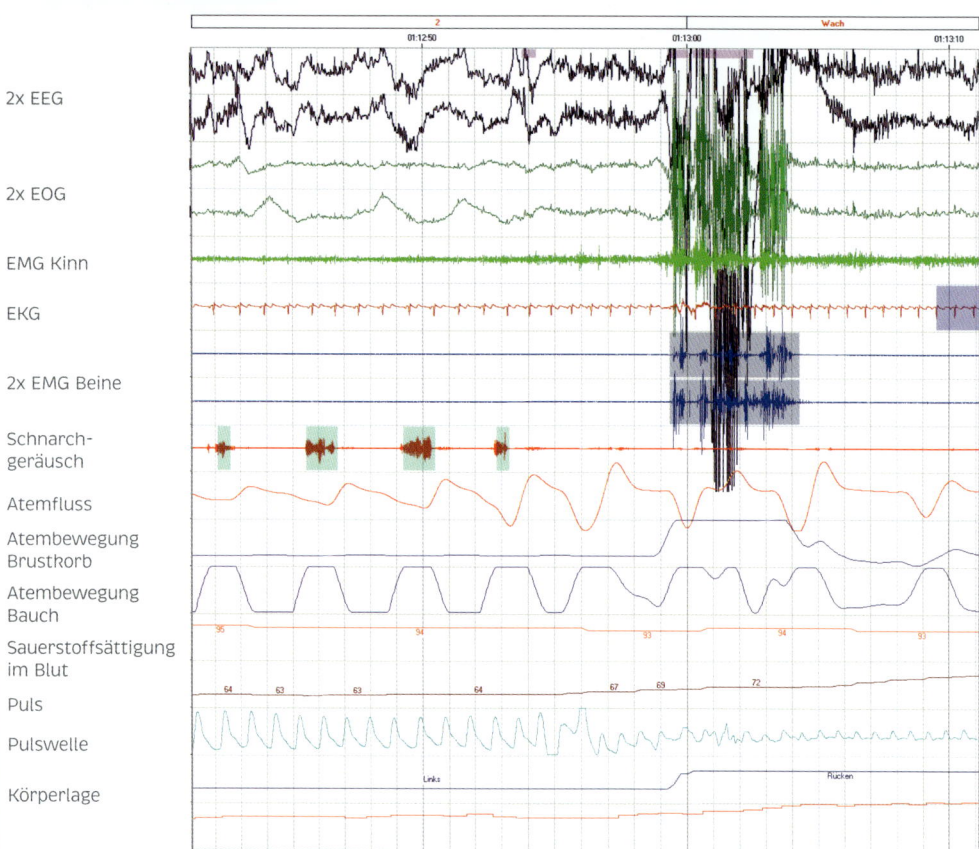

2x EEG

2x EOG

EMG Kinn

EKG

2x EMG Beine

Schnarch-
geräusch

Atemfluss

Atembewegung
Brustkorb

Atembewegung
Bauch

Sauerstoffsättigung
im Blut

Puls

Pulswelle

Körperlage

30-Sekunden-Ausschnitt der PSG eines starken Schnarchers. Man sieht deutlich, dass während der vier lauten Schnarcher der Atemfluss vermindert ist,
und dass es dann plötzlich wie eine heftige Zuckung durch den ganzen Körper fährt. Diese Mikroweckreaktion (Arousal) ist eine Art „innerer Anstup-
ser", damit der Schnarcher seine Rachenmuskeln wieder anspannt und der
Körper wieder mehr Luft bekommt (zu sehen an den größeren Amplituden im
Atemfluss und dem Stoppen der Schnarchgeräusche nach dem Arousal). Diese
Arousals fragmentieren den Schlaf und machen „Nacht-Stress", erhöhen Puls
(s. Pulskurve) und Blutdruck und führen in vielen Fällen zu Tagesmüdigkeit und
Erkrankungen.

Obstruktive Schlafapnoe führt zu Sauerstoff- und Pulsschwankungen

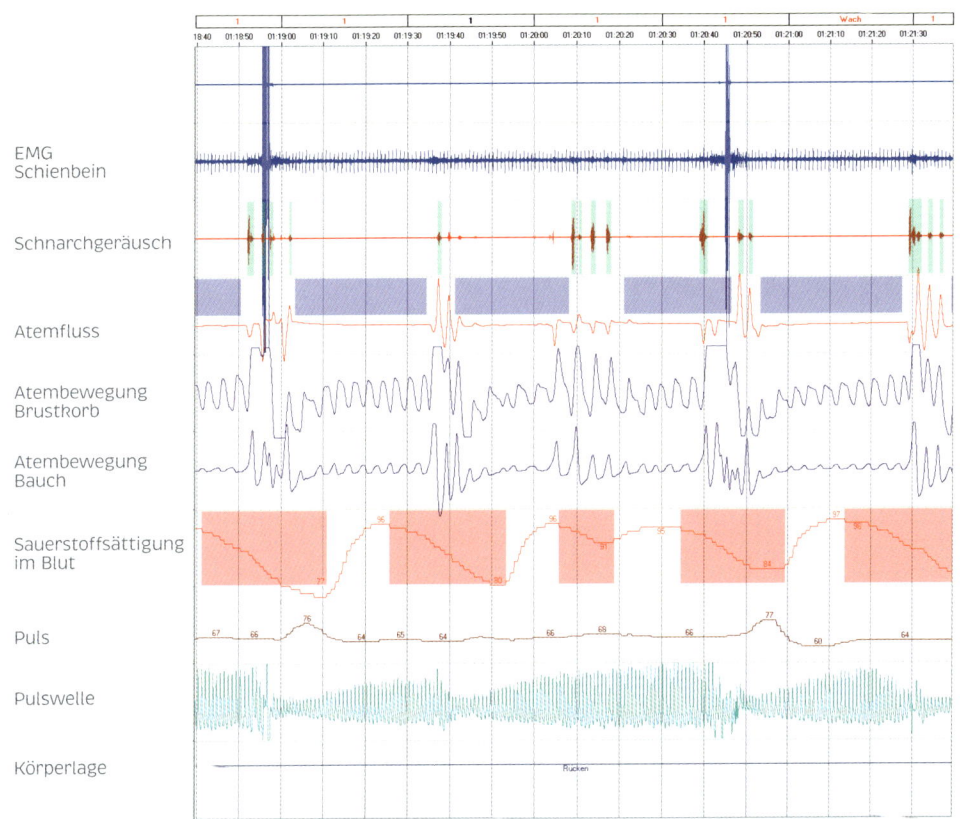

3-Minuten-Ausschnitt einer Polysomnographie bei einem Patienten mit Obstruktiver Schlafapnoe. Man sieht deutlich den wiederholten Wechsel von wenigen Atemzügen (rote Spitzen im Atemfluss) mit Atempausen von mindestens zehn Sekunden Dauer (blaue Kästen über dem Atemflusssignal). Brustkorb und Bauch bewegen sich weiter, d. h., der Atemantrieb funktioniert, aber durch Verlegung des Luftwegs im Rachen kommt keine Luft in die Lunge. Deshalb fällt nach jeder Apnoe auch der Sauerstoffgehalt im Blut massiv ab (rote durchgehende Linie mit Zahlen) und steigt nach den wenigen Atemzügen wieder an. Diese ständigen Sauerstoffschwankungen schädigen u. a. die Innenwand der Blutgefäße. Auch der Puls steigt immer wieder an, eine Stressreaktion. Der Patient liegt auf dem Rücken, der Körperlage, in der die meisten Apnoen auftreten.

VON SCHNORCHELN UND SCHIENEN – BEHANDLUNG VON SCHNARCHEN UND SCHLAFAPNOE

Nur etwa 20 % aller heftigen Schnarcher und weniger als 10 % aller Schlafapnoiker profitieren nachhaltig von einer Operation im HNO-Bereich, wenn nicht gerade eine definitiv behinderte Nasenatmung der Hauptgrund für die nächtlichen Atmungsstörungen ist. Die meisten Eingriffe an Gaumensegel und Zäpfchen relativieren sich ab einem gewissen Schweregrad an Atmungsstörungen leider nach einigen Wochen bis Monaten wieder, weil sie der eigentlichen Ursache nicht beikommen können. Denn die liegt eine Etage tiefer, auf Höhe des Zungengrundes.

Dort – unterhalb der Zunge – residiert ein ziemlich dicker Muskel, der praktisch den ganzen Unterkiefer ausfüllt, und der aufgrund seines Volumens insbesondere in Rückenlage gerne mal zu weit nach hinten/unten fällt und damit den Raum einengt oder verschließt, den unsere Atemluft auf ihrem Weg zur Luftröhre nehmen muss. Wenn Sie mal eine Rinderzunge in der Metzgereitheke haben liegen sehen, dann wissen Sie, was da noch für ein Kawentsmann unter dem sichtbaren Zungenteil liegt.

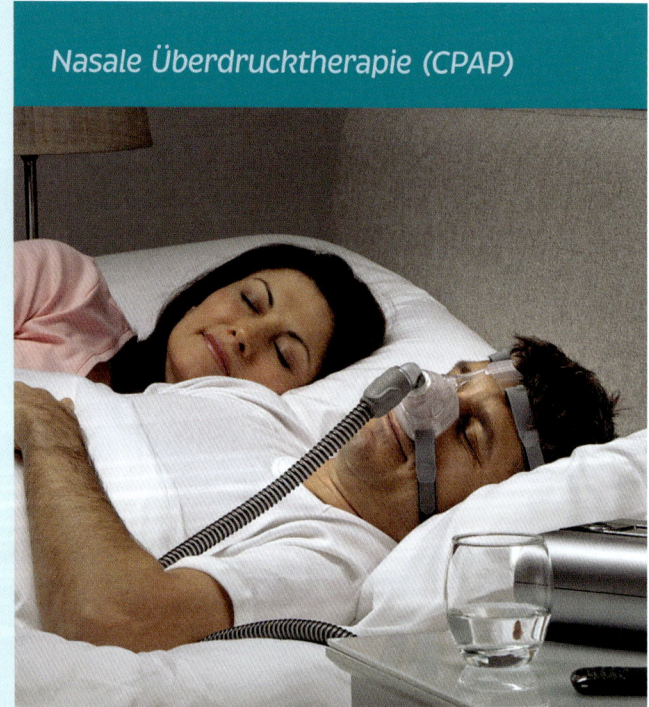

Nasale Überdrucktherapie (CPAP)

Rückenlageverhinderung

Die einfachste Methode, einem hauptsächlich rückenlagebetonten Schnarchen und einer leichten Schlafapnoe manchmal beikommen zu können, besteht darin, einfach mit Hilfsmitteln die Rückenlage zu verhindern, einfach weil schwerkraftbedingt am häufigsten in Rückenlage geschnarcht und apnoiert wird. Hier eignet sich das Einnähen eines Tennisballs in den Schlafanzug (in der Mitte des Rückens) oder der Kauf einer sogenannten Rückenlageverhinderungsweste. Allerdings sind die Erfolge dieser Maßnahmen leider in der Regel begrenzt.

Bisher sind ab einem gewissen Schweregrad von Schnarchen, UARS und Schlafapnoe nur solche Therapiemaßnahmen wirklich effektiv, die irgendwie zu einer Anhebung oder Anspannung des kollabierenden Rachensegments und Zungengrundes führen. Hier gilt nach wie vor die CPAP-Therapie (Continuous Positive Airway Pressure; „Schlafmaske", heute vornehmlich als automatische CPAP-Therapie mit sich immer wieder automatisch wechselnd anpassenden Luftdrücken angewandt, sog. APAP-Therapie) als Goldstandard gegen die obstruktive Schlafapnoe. Hierbei zieht ein Gerät, das in etwa wie ein umgekehrter Staubsauger funktioniert – normale Umgebungsluft an, schickt sie über einen Filter in einen Schlauch und von

Die CPAP-Behandlung von leichtem bis mittelschwerem OSAS verhindert die Wahrscheinlichkeit für das Auftreten von Herzinfarkt und Schlaganfall

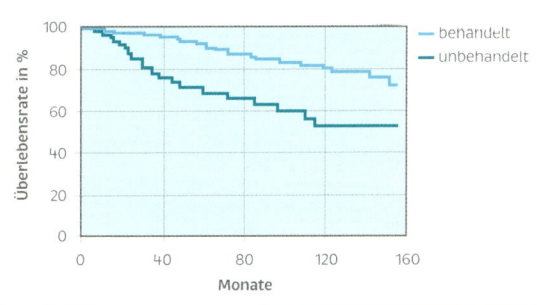

Nach über zehn Jahren (120 Monaten) Beobachtungsdauer waren 80 % aller OSAS-Patienten mit CPAP-Behandlung ohne tödlich verlaufenden Herzinfarkt und Schlaganfall geblieben, aber nur 60 % der nicht behandelten Patienten. Eine CPAP-Therapie senkt also deutlich das Risiko für tödliche Herz-Kreislauf-Komplikationen.

Unterkiefer-Vorschub-Schiene (Schnarcherschiene)

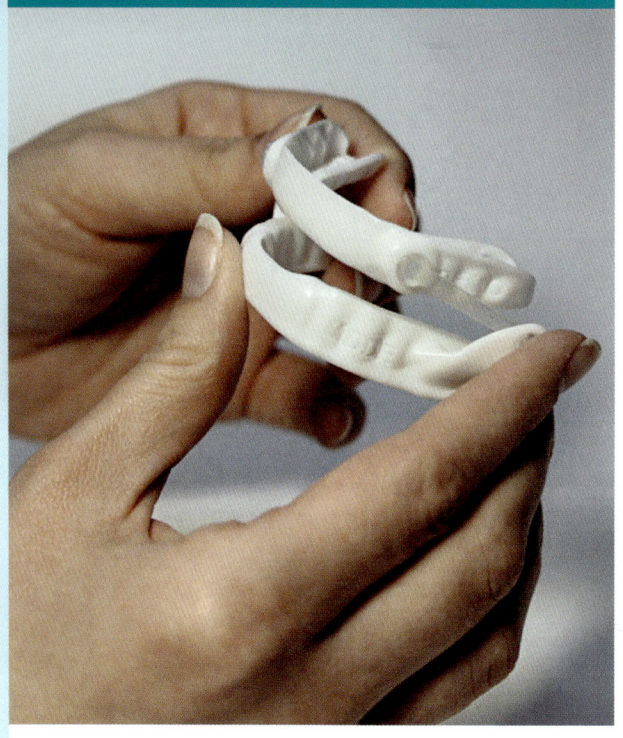

dort über Nasen- oder Mund/Nasenmaske kontinuierlich in den Rachen, sodass der Zungengrund quasi die ganze Zeit während Ein- und Ausatmung wie auf einem Luftstrom reitet und damit nicht mehr zurückfallen kann.

Eine weitere, inzwischen gut etablierte und auch sehr wirksame Methode bei Schnarchen, Upper Airway Resistance Syndrom und auch bei leichter bis mittelschwerer Schlafapnoe ist eine Unterkieferprotrusionsschiene oder schlicht Schnarcherschiene. Diese Schienen werden nach einer detaillierten Untersuchung beim Schlafmediziner von Ärzten und Zahnärzten individuell angefertigt. Sie werden nachts je unten und oben an die Zahnreihen geklickt – so wie eine doppelte Aufbiss- oder Knirscherschiene – und dann wird der Unterkiefer gegenüber dem Oberkiefer zwischen 0,5 und 1 cm nach vorne verschoben. Hierdurch wird der am Unterkieferknochen festgemachte Zungengrundmuskel im Liegen nach oben gezogen und festgehalten, sodass er nicht mehr ganz herunterfällt und den Luftweg im Schlafen verlegt.

Diese Schnarcherschienen sind eine gut verträgliche und sehr effektive Methode, Schnarchen, UARS und leichte bis mittelschwere Schlafapnoe und gerade den hierdurch verursachten Mikroweckreaktionen, häufigem nächtlichem Aufwachen und einer Tagesmüdigkeit ursächlich etwas entgegenzuhalten. Es profitieren besonders Patienten, die hauptsächlich in Rückenlage

Probleme haben und die nicht stark übergewichtig sind. Leider zahlen die Gesetzlichen Krankenversicherungen in den allermeisten Fällen die Schienen bisher nicht. Private Krankenversicherungen zahlen in den meisten Fällen etwa 80 % oder auch alles.

Eine gute individuell angefertigte Schiene, die gut sitzt, nicht drückt, ihren Dienst erfüllt und ausreichend lange hält, ist nicht ganz billig. 400 bis 700 Euro fallen für eine Schiene an und dann nimmt der Arzt noch mal etwa den gleichen Betrag als Honorar für Untersuchung, Abdrücke, Bissnahme, Einstellung, Kontrolle usw. Es gibt auch preiswertere Schienen, die man selber in heißem Wasser weich macht und dort seinen Zahnabdruck einpresst. Leider führen diese Schienen nur in begrenzten Fällen zu einem wirklichen Erfolg, einfach weil sie nie so gut sitzen und passen und den Unterkiefer vorschieben können wie ein extra von einem Spezialisten angefertigtes, individuelles Spezialgerät.

In jedem Fall sollte die genaue Diagnose und das Feststellen des Schweregrades von Schnarchen, UARS und Schlafapnoe von einem hierfür ausreichend qualifizierten Schlafmediziner erfolgen.

RESTLESS LEGS UND MUSKELZUCKUNGEN

Restless Legs, RLS, Unruhige Beine, können als sehr unangenehm empfunden werden. Sie verhindern und stören oft massiv den Schlaf. Die Betroffenen, zumeist Frauen im mittleren Lebensalter (aber durchaus auch jüngere Frauen und zunehmend auch Männer), berichten über Ziehen, Brennen, Kitzeln, Kribbeln oder Schmerzen in den Füßen und/oder Unterschenkeln, manchmal bis hinauf in die Oberschenkel.

Fast immer lindert Bewegung die unangenehmen Sensationen und fast immer treten die Beschwerden nur oder verstärkt in Ruhe auf. Auch kaltes Abduschen der Extremitäten oder Wechselbäder schaffen oft Linderung. Durch die Missempfindungen in den Beinen kommen die Patienten nicht zur Ruhe. Ein entspanntes Sitzen vor dem Fernseher ist kaum möglich, und gerade das Einschlafen fällt aufgrund der Symptome schwer. Oft stehen die Betroffenen alle Nase lang aus dem Bett auf und laufen umher, massieren sich die Unterschenkel, machen mehrfach kalte Güsse, nur um den quälenden Beschwerden Abhilfe zu schaffen.

Viele Schlafgestörte haben aber keine typischen und klassischen RLS-Symptome, im Wachzustand haben sie keine Beschwerden. Bei ihnen treten aber während des Schlafes ständig rhythmische Zuckungen der Schienbein- und Zehenmuskeln auf, häufig im Abstand von etwa 15 Sekunden. Diese Muskelzuckungen (Periodische Extremitätenbewegungen, Periodic Limb Movements, PLM) führen häufig zu Mikroweckreaktionen, die den gesamten Körper durchfahren und so den Tiefschlaf verhindern, den Schlaf fragmentieren und unerholsam machen. Oft sind die nächtlichen Beinzuckungen Ausdruck einer gestörten nächtlichen Atmung. Dann verschwinden sie auch wieder, wenn die nächtliche Atmungsstörung behandelt ist. In einigen anderen Fällen aber sind die nächtlichen Beinzuckungen (PLM) ein eigenständiges Phänomen, das dann behandelt werden muss, wenn durch die Beinzuckungen Dauer und Qualität des Schlafes über ein gewisses Maß hinaus verschlechtert werden. Die Ursachen für die eigenständigen nächtlichen Beinbewegungen und für das Restless-Legs-Syndrom sind im Detail noch nicht wirklich verstanden. Wir wissen, dass Medikamente, die den Dopaminspiegel im Gehirn erhöhen, sehr gut wirken. Und deshalb geben wir sie.

Wir wissen, dass ein Eisenmangel (Bestimmung von Eisen und dem Speichereisen Ferritin im Blut) zu RLS und PLM-Symptomen führen kann. Dann gleicht man den Eisenmangel durch Eisentabletten aus, und die Symptome verschwinden. Die meisten Patienten haben aber keinen Eisenmangel und brauchen deshalb die Dopamin-erhöhenden Tabletten.

> *Die Ursachen für das Restless-Legs-Syndrom sind im Detail noch nicht wirklich verstanden.*

DAS WICHTIGSTE
AUS DIESEM KAPITEL

kurz & knapp

1. *Etwa jeder vierte Deutsche klagt inzwischen über Schlafstörungen. Mal eine oder auch mehrere Nächte hintereinander schlecht zu schlafen, ist nicht schlimm. Häufen sich die wachen Nächte und nimmt der Leidensdruck nachts und am Tage immer mehr zu, sollte nach drei Wochen ein Arzt aufgesucht werden.*

2. *Etwa die Hälfte aller Insomnien beginnt durch Stress und/oder Angst im Privat- oder Berufsleben. Häufig bleibt die Insomnie nach Wegfall des Stresses bestehen, weil uns die Schlafstörung so belastet, dass wir uns übermäßig mit ihr befassen und sie sich deshalb noch stärker festsetzt und einbrennt, als wir das wollten.*

3. *Körperliche „Nacht-Störungen" wie Schnarchen, Schlafapnoe und unruhige Beine (Restless Legs) führen zu Tagesmüdigkeit, Konzentrationsstörungen und schädigen insbesondere das Herz-Kreislaufsystem. Schnarchen ist eine behandlungsbedürftige Krankheit, die sowohl den Schnarcher selbst als auch den Bettpartner krank macht. Auch Ein- und Durchschlafprobleme haben in etwa der Hälfte der Fälle körperliche (Mit-)Ursachen, die von einem Schlafmediziner abgeklärt werden sollten.*

4. *Frauen haben einen leichteren Schlaf als Männer, sie haben daher statistisch häufiger mit Insomnie zu kämpfen, während Männer häufiger schnarchen oder eine Schlafapnoe bekommen.*

5. *Die Behandlung von Schnarchen, Schlafapnoe und Insomnien gehört in die Hände von Schlafmedizinern. Als Therapiemöglichkeiten kommen CPAP/APAP-Therapien infrage oder Unterkiefervorschubschienen, in manchen Fällen können auch HNO-Eingriffe sinnvoll sein. Ein- und Durchschlafstörungen haben oft individuelle Gründe und verlangen daher auch individuelle Herangehensweisen.*

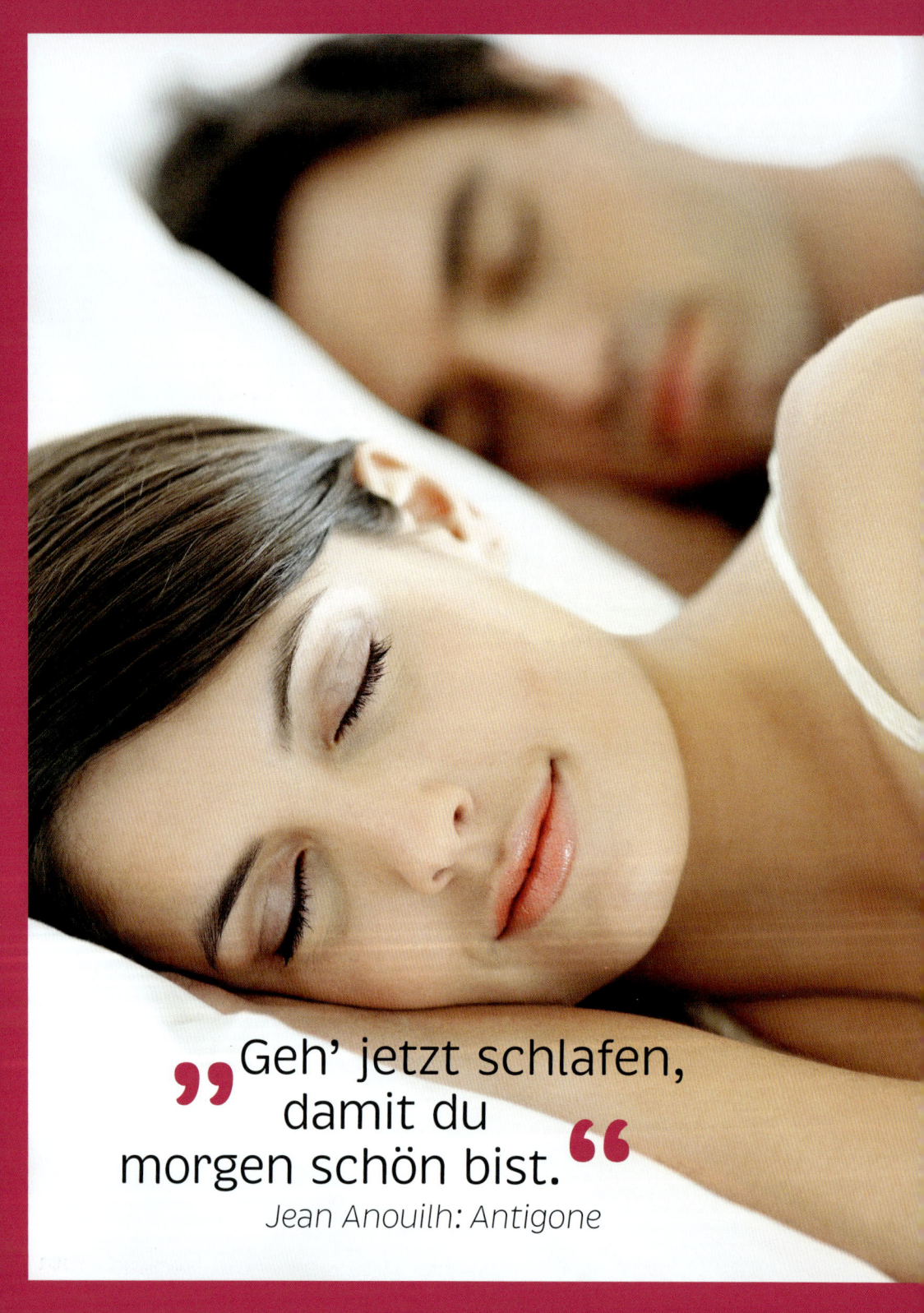

„Geh' jetzt schlafen,
damit du
morgen schön bist."

Jean Anouilh: Antigone

SCHLAF DICH SCHÖN, STARK UND SEXY

Bessere Fitness, schönere Haut und eine bessere Figur durch besseren Schlaf

Wahrscheinlich war der Informationsstand über die mannigfachen Themen persönlicher Fitness und Gesundheit in unserer Gesellschaft noch nie so hoch wie jetzt. Gleichzeitig ist aber auch die Verunsicherung der Menschen in Bezug auf die täglich steigende Zahl aller angeblich so einfach und leicht zu handhabenden Programme, Ratschläge, Rezeptchen und Wundermittel, mit denen wir täglich in den Internet-, Print- und TV-Medien konfrontiert werden, so hoch wie nie. Was soll man nur machen, und wie macht man es richtig? Man wird spätestens nach einer handvoll frustrierend verlaufender und die rechte Hintertasche mehr oder weniger erleichternd habender Versuche das Gefühl nicht los, dass uns all die angeblich wohlmeinenden Lebenshilfen mit ihren Myriaden an Bio-Wellness-Lifestyle-Trainings, Pillchen, Pülverchen, Drinks und Drogen nicht wirklich weiterbringen. Meist geht es ums schlanker und schöner werden, um Tausende in vermeintlich neu gehüllte Marketingmaßnahmen verpackte Bewegungs- und Ernährungstipps, die letztlich aber dann doch alle – sollen sie auch nur halbwegs erfolgreich sein – auf das gleiche Prinzip heruntergeduziert werden können: „Halte Maß und streng' Dich an, dann kommst auch Du am Ziele an". Es ist letztlich nämlich nicht so entscheidend, was wir tun, Hauptsache wir tun es. Die meisten von uns sehnen sich nach der „schnellen Mark", d.h. im übertragenen Sinne wünschen wir uns oft viel Erfolg mit wenig Aufwand. Das ist aber meist nicht möglich. Genauso wie Schwimmen, ohne nass zu werden. Klappt halt nicht.

Ernährung und Bewegung waren bisher die Hauptthemen der Fitness-, Wellness- und Beauty-Szene, aber der ein Drittel unserer Lebenszeit ausmachende Schlaf und seine biochemischen Helfer, die Hormone, sind bis heute noch echte Stiefkinder der Aufmerksamkeit. Das gilt nicht nur für die öffentliche Wahrnehmung, das gilt auch immer noch für die Wissenschaft. Zwar hat sich in den letzten Jahrzehnten einiges getan, aber wir sind noch relativ weit davon entfernt, wirklich zu wissen und in allen Details zu verstehen, was Schlaf eigentlich ist. Ähnliches gilt für die Hormone und ihre Erforschung. Warum ist das so?

HEIMLICHE HERRSCHER IM HINTERGRUND

Schlaf- wie auch Hormonforschung bringen beide faszinierende und gleichzeitig verwirrende neue Erkenntnisse. Es wird immer klarer, um welch bedeutende Steuerungsmechanismen für unser Leben es dabei geht. Aber sowohl die Schlaf- als auch die Hormonforschung konfrontieren uns mit einem für moderne Menschen unangenehmen Begriff: Kontrollverlust. Beim Schlaf ist dieser ja geradezu Programm, und auch bei den Hormonen haben wir das Gefühl, dass sie eher uns regieren als wir sie. Auch die Hormone sind eine eher unbewusst wirkende Macht, die sich weitgehend unserer Kontrolle entzieht. Dieser Eindruck wird durch mehr Wissen über die Hormone noch verstärkt. Und solcherlei Loslassen und Kontrollabgabe mögen wir selbstbestimmten Menschen ja heute gar nicht so gerne. Dabei spielen sich weitaus mehr Prozesse in Psyche und Physis unbewusst und ohne unsere Kontrolle ab, als wir gemeinhin glauben.

DIE UNSICHTBAREN DROGEN VON TAG UND NACHT

Das Wort Hormon kommt vom altgriechischen „horman" und heißt so viel wie „antreiben, erregen". Hormone sind also „Antreiber", Pusher, sie vermitteln unsere Triebe, treiben uns nach vorne, und mit ihrer Hilfe können wir

Nächtliche Hormonrhythmen

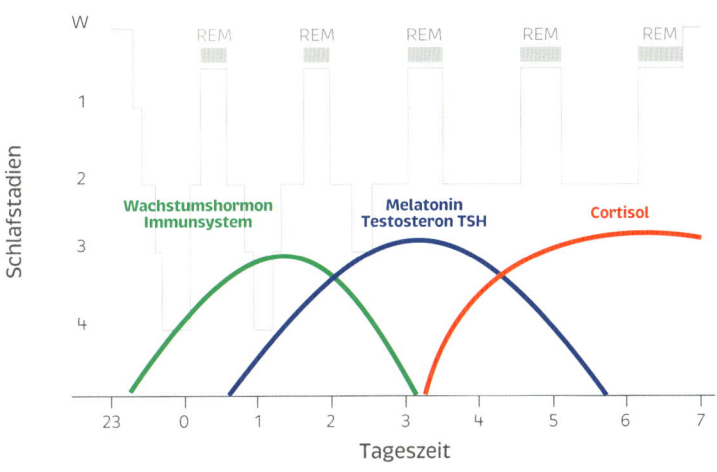

Bestimmte Hormone und Systeme haben zu bestimmten Zeiten und Schlafphasen nachts ihre Maxima oder Minima. Immunsystem und Wachstumshormon arbeiten in den Tiefschlafphasen der ersten Nachthälfte am besten, Zirbeldrüse, Keimdrüsen und Schilddrüse sind in der Nachtmitte besonders aktiv, Cortisol ist in der Nachtmitte besonders niedrig, was uns in wachen Nächten oft auf die Stimmung schlägt.

es – salopp gesagt – herrlich (bunt) treiben. Der englische Physiologe Ernest Starling (1866–1927) führte 1905 das Wort Hormon im klassisch benutzten Begriff in die Medizin ein. Hormone gelten im engeren Sinne bis heute als körpereigene Stoffe, die aus endokrinen Drüsen in die Blutbahn abgegeben werden, um in anderen Organen mehr oder weniger spezifische Wirkungen zu erzielen. Hormone sind jene biochemischen Wunderwaffen, die zusammen mit dem Nerven- und Immunsystem Körper und Seele bis in die letzte Zelle hinein steuern. Tatsächlich gibt es kaum eine Situation im Leben, in der diese körpereigenen Substanzen nicht im Hintergrund agieren und reagieren. Sie beeinflussen unser Denken, unser Handeln und Gefühle wie Angst, Wut, Traurigkeit, Glück und Liebe. Hormone sind die heimlichen Herrscher in unserem Körper, und sie sind häufig nachtaktiv. Im Schlaf werden viele verschiedene Hormone verstärkt gebildet, und diverse Stoffwechselprozesse laufen gerade nachts auf Hochtouren.

Was sind Hormone?

Hormone sind Botenstoffe, die unser Körper zu großen Teilen selber herstellen kann. Die meisten Hormone werden in eigenen Drüsen gebildet, zum Beispiel in der Schilddrüse, der Hirnanhangsdrüse, der Bauchspeicheldrüse und den Keimdrüsen. Sie geben ihre Sekrete in den Blutkreislauf ab und erreichen so ihre jeweiligen Zielstrukturen.

Viele Zellen besitzen spezifische Hormonrezeptoren an ihren Oberflächenmembranen und/oder in ihren Zellkernen, an die sich ein Hormon anlagern kann. Das funktioniert oft nach dem Schlüssel-Schloss-Prinzip. Hier geben die Hormone ihre Informationen ab und lösen dann eine Kaskade an Stoffwechselvorgängen aus, die dann zu der gewünschten Hormonwirkung führen.

Die Signale der Hormone wirken im Vergleich zu denen des Nervensystems relativ langsam, da sie ja über die Blutbahn angeschwemmt werden, sie also bildlich erst einmal selber im Blutstrom zu den jeweiligen „Beckenrändern" der Zielzellen „schwimmen" müssen. Nachdem sie ihre Befehle erteilt haben, werden sie vom Körper abgebaut und teilweise ausgeschieden.

Chemisch können Hormone in drei Gruppen unterteilt werden:

1. Aminosäure-abkömmlinge

Diese Hormone werden aus einer Aminosäure, also einem einzelnen Eiweißgrundbaustein, gebildet. Sie sind wasserlöslich. Zu ihnen gehören zum Beispiel Adrenalin, Noradrenalin, Serotonin und Dopamin.

2. Peptidhormone

Diese Hormone bestehen aus Ketten von 2 bis 100 Aminosäuren. Sie sind ebenfalls wasserlöslich. Zu ihnen gehören fast alle Hormone des Hypothalamus und der Hirnanhangsdrüse (Hypohyse). Hierunter befinden sich viele „Vorstands- und Aufsichtsrats-Hormone", in dem Sinn, dass die Hormone des Hypothalamus und der Hirnanhangsdrüse häufig oberste Kontrollgremien über andere Hormonsysteme und -drüsen darstellen. Diese wiederum bilden dann die einzelnen Abteilungen der Firma „Hormonsystem".

3. Steroidhormone

Hormone dieser Gruppe entstehen vornehmlich aus Cholesterin (deshalb ist es auch falsch, Cholesterin insgesamt so zu verteufeln, wie es in der Ernährungs- und Fitnessszene aus Marketinggründen oft geschieht). Zu ihnen gehören zum Beispiel alle Sexualhormone, Aldosteron und Cortisol. Steroidhormone werden in den Keimdrüsen (Eierstöcke und Hoden) sowie in der Nebennierenrinde gebildet und in der Leber wieder abgebaut. Da der Grundbaustein der Steroidhormone, das Cholesterin, zu den Lipiden, also den Fetten, gehört, sind die Steroidhormone nicht wasserlöslich, sondern zunächst nur fettlöslich. Um nun im Blut und in anderen Körperflüssigkeiten gut transportiert werden zu können, müssen sie – wie ein Nichtschwimmer an ein Schlauchboot – an wasserlösliche Eiweiße angedockt werden. Das Hauptschlauchboot des Blutes für die Steroid-Nichtschwimmer heißt Albumin.

DER NÄCHTLICHE TANZ DER BOTENSTOFFE

Die Nacht ist die Zeit der Hormone, hier tanzt das TSH Tango und das Testosteron Twist. Beide haben ihre Maxima bei Nacht. Damit bekommt der Schlaf noch einmal eine neue Dimension in seiner Bedeutung für unser Leben. Und wenn man tiefer in die Materie einsteigt, ist man fast versucht, den Tag als nutzlose, passive Unterbrechung der aktiven Schlafphase mit ihren unzähligen eifrig tätigen Hormonen und Botenstoffen zu betrachten. Gegen Abend schaffen die Rhythmen und Spiegel diverser Hormone, zusammen mit dem vegetativen Nervensystem die „Einstimmung" im Körper, die uns bereit macht für den Schlaf. Als Stimulans für die hormonelle Umstellung vom Tag auf die Nacht dient in erster Linie die Dunkelheit, aber auch Bewegung, Ernährung und Geräusche beeinflussen unsere innere Uhr und unsere Tag/Nacht-Taktung. Soziale Aktivitäten und unser Gruppen- oder Familienverhalten haben ebenfalls einen modulierenden Einfluss.

Wer gut einschlafen möchte, sollte schon einige Zeit vor der Bettruhe das Licht dämpfen sowie körperliche Aktivitäten und laute Geräusche vermeiden. Wenn es dunkelt, schüttet die Zirbeldrüse verstärkt das Hormon Melatonin aus, der Körper kühlt u. a. durch das Melatonin bis zur Nachtmitte hin um bis zu eineinhalb Grad Celsius ab, der Schlafdrang nimmt bis zur ersten Nachthälfte in der Regel kontinuierlich zu. Der Blutdruck sinkt, die

Muskulatur entspannt sich. Ab drei, vier Uhr nachts, wenn die Körpertemperatur am niedrigsten ist, beginnt das Stresshormon Cortisol ganz langsam damit, als Wachmacher anzusteigen, um bis zum frühen Morgen, dann, wenn wir aufstehen, seine höchste Konzentration zu erreichen. Vor dem Aufwachen steigt auch der Spiegel des „Weckhormons" ACTH, ein Hormon der Hirnanhangsdrüse, an. Die Schlafforschung entdeckt ständig neue Hormone, die an den Schlaf- und Wachzyklen beteiligt sind. Neben Melatonin und Cortisol sind es Serotonin, Noradrenalin, Histamin, Adenosin, Hypocretin und viele mehr. Einige dieser Stoffe bereiten den Körper auf den Schlaf vor, manche vertiefen ihn, andere wirken am Morgen als Wachmacher.

Melatonin als Anti-Aging-Substrat

Das Dunkelheitshormon Melatonin wird insbesondere in den USA in rauen Mengen als Schlafmittel und Anti-Aging-Substanz eingenommen, die Wirkungen der Substanz als Schlafstoff sind aber eher mild, und eine wirklich wirksame Rolle des Melatonins als Abfänger von freien Radikalen zwecks Anti-Aging ist bisher nicht eindeutig gesichert.

Eine nachweisbare Wirkung hat Melatonin beim Jet-Lag. Retardiertes (= verzögert freigesetzt wirkendes) Melatonin gibt es in Deutschland seit einigen Jahren als vom Arzt verschreibungsfähiges und -pflichtiges Medikament unter dem Namen Circadin in Apotheken. Bei anspannungsbedingten Schlafstörungen ist es eher mild wirksam, kann aber gerade bei Menschen mit unregelmäßigem Schlaf-Wach-Rhythmus zur Re-Synchronistation der inneren Uhr führen. Melatoninpillen sind sozusagen „Dunkelheit in Tablettenform". Ältere Menschen sprechen insgesamt besser auf Melatonin an als jüngere.

Das Neugier- und Glück-Erwartungs-Hormon Dopamin

Immer, wenn wir Erfolg erwarten oder uns auf etwas Neues freuen, dann wird Dopamin ausgeschüttet. Bei jedem „Pling"-Geräusch einer ankommenden SMS oder E-Mail kippt unser Gehirn ein bisschen Dopamin aus – immer. Dopamin ist ein lebensnotwendiger Stoff, weil er uns den nächsten Schritt machen lässt, den wir ohne Vorfreude und Neugier nicht gehen würden. Dopamin wird in der Erwartung von Glück ausgeschüttet. Dopamin ist der Junkie-Stoff des immer Neuen, des ständigen Herausgefordert-Seins. Dopamin kann deshalb auch süchtig machen, süchtig nach immer mehr desselben, süchtig nach immer Neuem, immer Schnellerem, immer Höherem, immer Weiterem. Dopamin verwischt auch die Grenzen von wichtig und unwichtig und lässt uns verschiedene Dinge nahezu gleichzeitig und gleichwertig erleben und bewerten.

Schlaf reguliert Hunger und Körpergewicht: Ghrelin, Leptin, Insulin und Prolaktin

Schlaf reguliert über verschiedene Hormone den Hunger und das Körpergewicht. Unter anderem sind daran die Botenstoffe Leptin, Ghrelin und Insulin beteiligt.

Leptin wird hauptsächlich in unseren Fettzellen gebildet und vermindert den Appetit. Es signalisiert, dass wir kein Essen mehr aufnehmen brauchen,

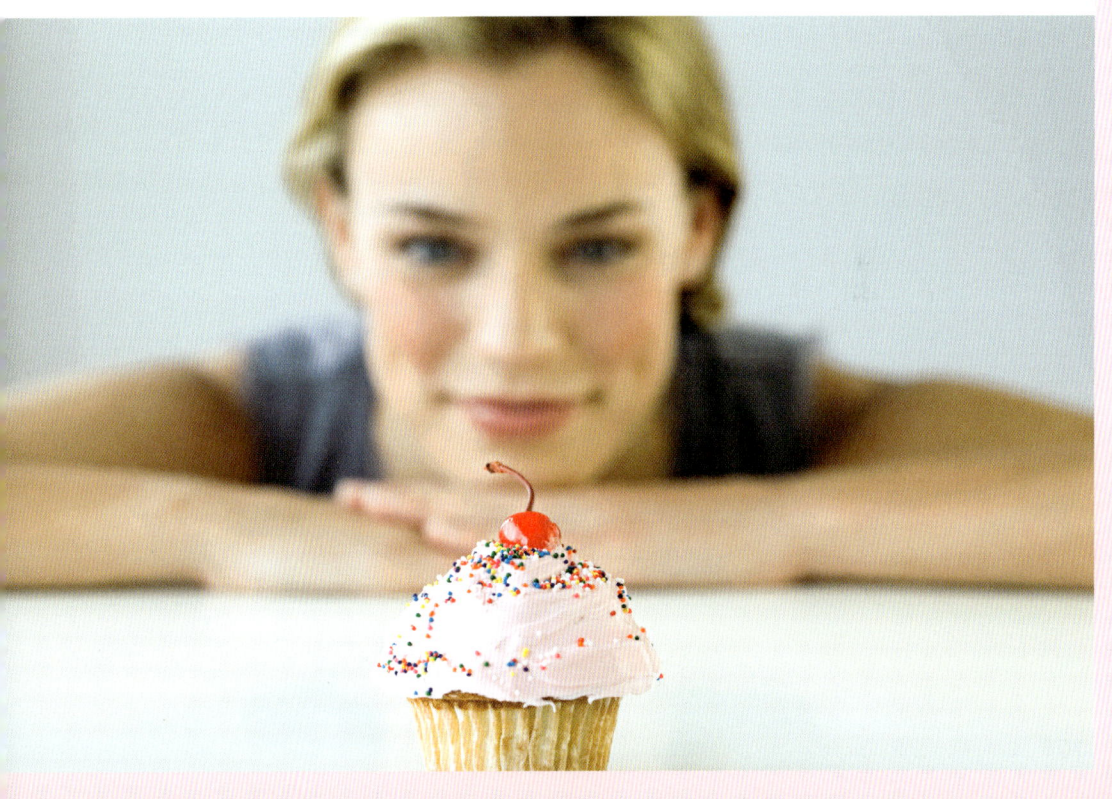

weil unsere Nahrungs-Energie-Speicher in den Fettzellen gut gefüllt sind. Durch gestörten Schlaf kann es aber zu einer Störung des Leptin-stoffwechsels kommen. Normalerweise ist der Leptinspiegel im Schlaf ausreichend hoch, sodass wir kein Hungergefühl verspüren. Wenn wir aber nachts wach sind und zu wenig schlafen, sinkt der Leptinspiegel ab, und wir bekommen Appetit und Hunger, obwohl unsere Energiespeicher voll genug sind. Wir essen dann, obwohl wir eigentlich gar nichts brauchen. Ein ähnliches Phänomen gibt es bei stark überge-wichtigen Menschen (Adipositas). Hier kommt es zu einem „Missverständnis" der Fettzellen für das Leptin, es stellt sich oft eine Leptinresistenz ein, die Zellen reagieren nicht mehr auf die Signale des Leptins zum Essensstopp. Im Blut ist zwar jede Menge Leptin vor-handen, aber trotzdem besteht ein fast ständiges Hungergefühl, ein Teu-felskreis. Das Ergebnis ist bei Schlafstörungen und Adipositas ähnlich. Wir haben Appetit, Hunger, und wir essen, obwohl wir eigentlich gar nichts mehr bräuchten.

Schlafgestörte haben nachts häufig zu hohe Insulinspiegel und haben deshalb ein erhöhtes Risiko, irgend-wann an Diabetes zu erkranken.

Ghrelin ist ein Stoff, der Appetit und Hunger anregt. Ghrelin ist im Schlaf normalerweise niedrig. Liegen wir nachts wach, steigt der Ghrelinspiegel aber an, wir bekommen Hunger, insbesondere auf Kohlenhydrate. Dies wiederum führt zur Ausschüttung des Blutzuckerhormons *Insulin* aus der Bauchspeicheldrüse. Insulin ist das körpereigene Großraumtaxi, welches die „Hotelgäste" Zucker, Eiweiß und Fett von der „Straße" Blutbahn ins „Ho-tel" Zelle bringt. Ohne Insulin kommen keine Nährstoffe in die Zelle. Mit Insulin aber umso mehr. Deshalb führt bei den meisten Menschen jede In-sulinausschüttung zu einem Hereinströmen von Kalorien in die Körperzel-len, selbst wenn die Zellen gar keine Energie mehr brauchen. Schlafgestörte haben nachts häufig zu hohe Insulinspiegel und haben deshalb ein erhöhtes Risiko, an Diabetes zu erkranken. Auch Schnarchen und Schlafapnoe bewir-ken über die Ausschüttung von Stresshormonen wie Cortisol und Adrenalin eine vermehrte Freisetzung von Zucker in die Blutbahn, was wiederum den

Insulinspiegel und damit die Diabetesgefahr erhöht. Schlafen wir aber gut, so beugen wir einer Zuckerkrankheit vor.

Während der Nachtzeit steigt auch der Blutspiegel des Hormons *Prolaktin* deutlich an. Prolaktin hat eine Vielzahl von Funktionen. Der Prolaktinspiegel ist nicht nur während der Tiefschlafphase erhöht, sondern während der gesamten Nachtruhe, und selbst dann, wenn Studienteilnehmer einer hierzu durchgeführten Untersuchung im Halbschlaf nur „dösten". Bei der geringsten Ruhestörung aber kommt es zu einem Prolaktinabfall, der mit einer Verschlechterung der Erholungswirkung des Schlafes einhergeht. Der Körper gleicht dieses Schlafdefizit durch zusätzliche Prolaktinanstiege am nächsten Tag aus. Die Folge ist dann oft eine Stoffwechselkonstellation, die auch via Prolaktin für die Einlagerung von Fett und für eine gestörte Glukosetoleranz und Insulinresistenz mitverantwortlich ist. Spannend ist, dass die nächtliche Prolaktinausschüttung in den Sommermonaten deutlich höher ist als im Winter.

Nicht jede Schlafstörung führt zu Gewichtszunahme, und nicht jede(r) Schlafgestörte(r) nimmt zu. Aber insgesamt kommt es bei den meisten Schlafgestörten zu einer Störung der Appetitregulation und im Mittel zu einer Erhöhung des Körpergewichts durch die Schlafstörung. Dies gilt sowohl für Ein- und Durchschlafstörungen als auch für die schlafbezogenen Atmungsstörungen Schnarchen und Schlafapnoe.

> *Muskeln wachsen während der Ruhephasen, und hier ganz besonders im Tiefschlaf.*

Wachstumshormon: Sport macht guten Schlaf, Schlaf macht guten Sport

Das sogenannte *Wachstumshormon* aus der Hirnanhangsdrüse wird hauptsächlich in den Tiefschlafphasen der ersten Nachthälfte gebildet. Das Wachstumshormon sorgt unter anderem für den Muskelaufbau und stimuliert das Knochenwachstum. Von daher stimmt es, dass Kinder ausreichend Schlaf brauchen, um ordentlich zu wachsen. Gerade in der Pubertät ist die

Wachstumshormonausschüttung nachts sehr hoch. Auch Sportler brauchen definitiv ihre Tiefschlafphasen, wenn sie Muskulatur aufbauen oder erhalten wollen. Wenn Sportler zu wenig oder zu schlecht schlafen, kommen sie häufig ins Übertraining, weil sie nicht genügend Zeit zum nächtlichen Muskelaufbau und zur Regeneration hatten und dadurch den Anforderungen an ihre Muskulatur am nächsten Tag nicht gerecht werden. Sport vermehrt und intensiviert die Tiefschlafphasen, und Tiefschlafphasen verbessern die Sportlichkeit.

Lange Zeit glaubte man, dass das Wachstumshormon Somatropin nur in der Kindheit und Jugend von Bedeutung ist. Aber mittlerweile steht fest: Es ist auch im Erwachsenenalter ein unverzichtbarer Grundstoff. Es reguliert beispielsweise, wie viel Fett und Magermasse unser Körper aufweist, wie effektiv das Immunsystem arbeitet und sorgt für unseren Muskelaufbau aus den Eiweißbausteinen der Nahrung. Das hat Einfluss auf Schlaftiefe und Schlafverlauf. Bei einer verminderten Produktion von Somatropin kommt es zu einem Minderwuchs. Bei Erwachsenen führt ein Mangel an Somatropin zu vielfältigen Symptomen, so zum Beispiel zu einer erhöhten Körperfettmasse, einer reduzierten Muskelmasse und einem erhöhten Risiko für Herz-Kreislauf-Krankheiten.

Der Aufbau und Umbau und die Regeneration all unserer Muskeln hängt stark von der ausreichenden nächtlichen Produktion des Somatropins ab. Muskeln wachsen nämlich nicht beim Sport! Sie wachsen während der Ruhephasen, und hier ganz besonders im Tiefschlaf! Wenn Sie beispielsweise im Fitnessstudio Bankdrücken machen, um Ihre Brustmuskeln zu kräftigen, zu straffen oder zu vergrößern, dann setzen Sie während des Trainings einen Reiz, der in winzigsten Schädigungen und Stressungen von

Unsere Haut braucht Schönheitsschlaf

Auch gerade unsere Haut braucht die nächtliche Ausschüttung von Wachstumshormon. Ihr für jugendliche Straffheit und Elastizität so wichtiges Grundgerüst besteht aus dem Bindegewebseiweiß Kollagen, und auch dieses wird vornehmlich unter dem Einfluss vom Wachstumshormon gebildet und regeneriert. Fehlt uns Schlaf, und hier insbesondere der Tiefschlaf, kann unsere Haut schneller altern und schon zu früh Spannkraft und Elastizität verlieren.

einzelnen Muskelzellen und -fasern besteht. Auf diesen Reiz hin reagiert nun Ihr Körper im Schlaf, indem er sich durch eine Art überschießende Reparatur der mikrogeschädigten Muskelzellen stärkt und „abhärtet".

Der Körper baut mithilfe des nachts ausgeschütteten Wachstumshormons vermehrt Eiweiß in die Muskelfasern ein, er verdickt sie also (je nach Art und Intensität der Belastung mehr oder weniger), um für den nächsten Reiz ausreichend gewappnet zu sein. Dieses Phänomen nennt man Adaptation (Anpassung) oder Hormesis oder schlicht Training. Interessanterweise „ziehen" starke Muskeln via Bindegewebsfasern auch an der Haut und machen die Haut dadurch straffer. Man kann also durch gezieltes Muskeltraining sehr viel für seine Haut tun. Ein Umstand, der vielen Menschen nicht bekannt ist.

Sexualhormone

Die wohl bekanntesten Hormone sind die Sexualhormone vom Typ der Androgene (z. B. Testosteron) und der Östrogene. Sie steuern unsere Lust und spielen damit nicht nur bei der Fortpflanzung eine wichtige Rolle. Damit beeinflussen sie unsere Stimmungen ganz maßgeblich. Sie sind aber auch für die Festigkeit und Kraft der Muskulatur und damit für die Stabilität des gesamten Haltungsapparates zuständig. Bei Frauen ist der hormonelle Tanz heftigeren Schwankungen unterworfen als bei Männern. Unter anderem durch den Menstruationszyklus, durch Schwangerschaft(en) und die Wechseljahre leiden Frauen deutlich häufiger an Ein- und Durchschlafstörungen als Männer. Besonders in den Wechseljahren nimmt die Häufigkeit von Schlafstörungen zu. Auch die Sexualhormone und ihre natürliche Produktion sind von einem guten Schlaf abhängig.

SCHLAFKILLER: ZU WENIG ENTSPANNUNGSHORMONE

Aber auch noch weitere Hormone spielen für den Schlaf eine wichtige Rolle. Es kommt immer darauf an, dass ein ausgewogenes Verhältnis der

Wer schläft, sündigt nicht

Wer möchte jetzt noch behaupten, dass die Nachtruhe – immerhin gut 200.000 Stunden in einem Leben – eine Vergeudung sein soll? Vielleicht ist es gerade umgekehrt, und die Wachheit stellt nur die üble Unterbrechung eines guten Schlafs dar. Im Schlaf finden Heilungsprozesse statt, das Immunsystem arbeitet, Wachstumszellen sind aktiv.

Wenn wir schlafen, sind wir produktiv und kreativ, regenerieren uns und werden schlauer. Wenn wir schlafen, schonen wir die Umwelt, sind friedlich, genügsam – kurzum, ganz wir selbst. Nur die Liebe – nicht der Tod – ist die wahre Schwester des Schlafes.

Nur mit ihm erreichen wir Sphären, die der Langschläfer Richard Wagner als *„Unbewußt, höchste Lust!"* pries. Er sei *„... die köstlichste Erfindung"*, meinte Heinrich Heine, und Friedrich Nietzsche wusste genau, warum er riet: *„Allen aus dem Wege gehen, die schlecht schlafen."* *„Reines Glück"* nannte Goethe den Schlaf. Der rumänische Denker Emile Cioran brachte die andere Sicht auf den Punkt, indem er bemerkte, er müsse eigentlich doppelt so viel schlafen, um die durchs Wachsein verlorene Zeit einigermaßen nachzuholen. Damit erscheint auch die Bibelweisheit *„Den seinen schenkt's der Herr im Schlafe."* in einem ganz neuen Licht.

Es ist tatsächlich der Schlaf, der überhaupt erst die Bedingungen dafür schafft, dass wichtige Hormone produziert werden. Ohne sie keine Fitness, kein guter Sex und keine attraktive Figur.

Hormonarten zueinander besteht. Jedes Zuviel oder Zuwenig stört das sensible Gleichgewicht. Der Schlaf-Wach-Rhythmus ist ein Paradebeispiel dafür.

Damit ein gesunder Schlaf möglich ist, müssen die abendlich dämpfenden Hormone wie Serotonin, Melatonin und Progesteron unter anderem den Stoffwechsel, das Herz und die Atmung beruhigen. Alle anregenden Hormone dürfen in der Nacht nur deutlich reduziert zur Verfügung stehen. Sorgen, seelischer Kummer, Ängste, Spannungen und Aufregung aktivieren aber unsere Dopamin-, Adrenalin-, Noradrenalin- und Cortisol-Achsen.

Adrenalin wird im Nebennierenmark gebildet und in Stresssituationen ins Blut ausgeschüttet. Als Stresshormon vermittelt Adrenalin eine Steigerung der Herzfrequenz, einen Anstieg des Blutdrucks, eine schnelle Bereitstellung von Energie durch Fettabbau und die Freisetzung von Glucose. Ein Zuviel an Adrenalin sorgt für Schlafstörungen oder anders ausgedrückt: Stress führt zu einer Schlafblockade. Zu viel Adrenalin am Abend ist kontraproduktiv.

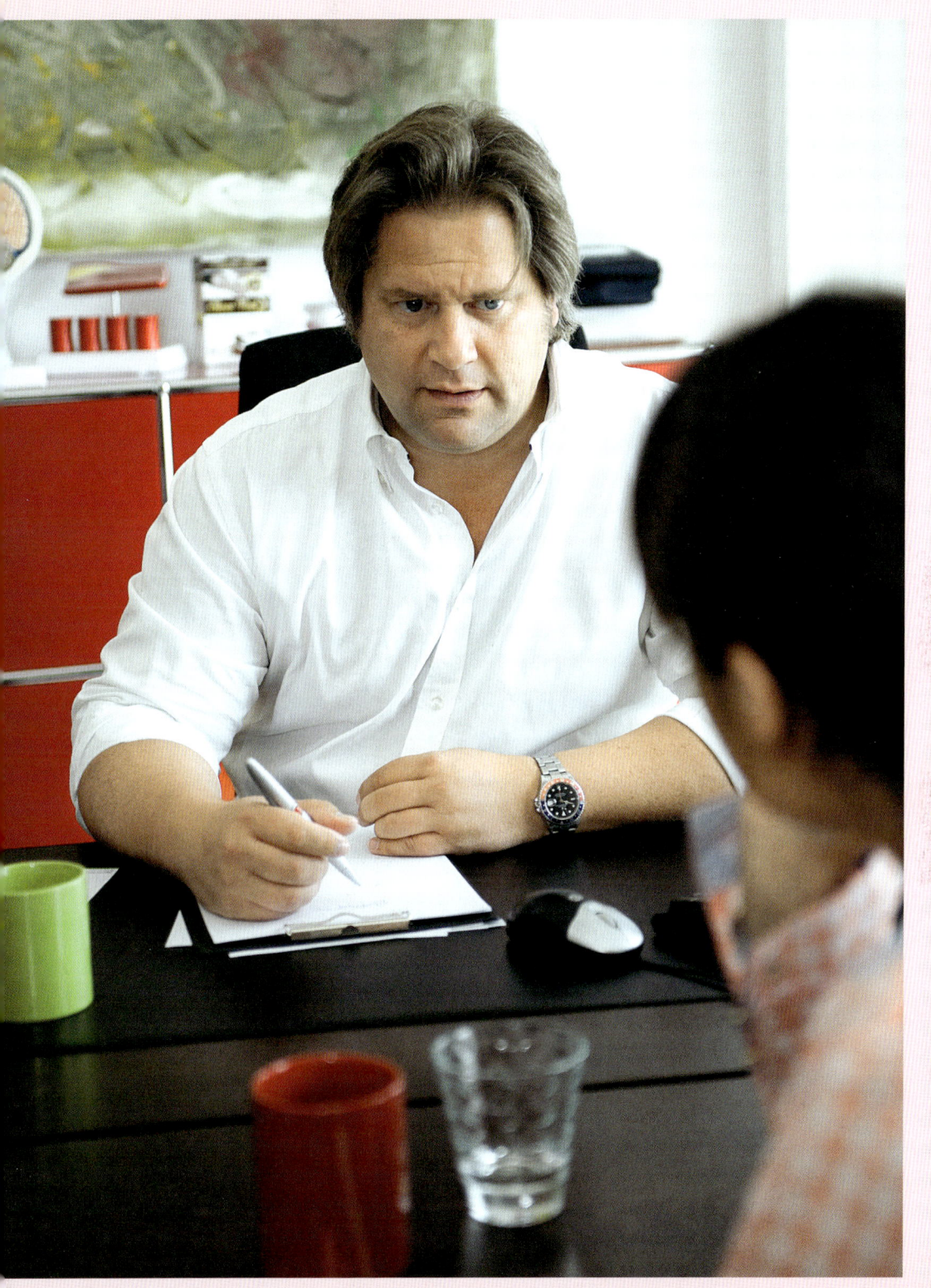

Es verlangt vom Organismus Wachheit und Reaktionsbereitschaft. Das Herz klopft, der Atem geht schneller.

Genau umgekehrt verhält es sich beim *Progesteron*. Zu wenig Progesteron sorgt für Schlafstörungen. Inzwischen wird in den USA, aber seit Kurzem auch bei uns, vermehrt Progesteron zum Ein- und Durchschlafen verordnet. Das ist nicht nur in den Wechseljahren so.

Auch das Hormon *Serotonin* ist für den Schlaf von Bedeutung. Serotonin wirkt mit bei der Schlafsteuerung und sorgt so für die Voraussetzungen von guter Laune und psychischer Ausgeglichenheit.

HORMONDIAGNOSTIK BEI SCHLAFSTÖRUNGEN

Oft kommt von Schlafgestörten die Frage, ob es nicht sinnvoll wäre, eine „Hormonbestimmung" durchzuführen. Trotz der in diesem Kapitel recht ausführlich beschriebenen einzelnen Botenstoffe und ihrer Wirkungen auf den Schlaf sind aber Blutabnahmen, Urin- oder Speichelproben der meisten Hormone bisher leider wenig sinnvoll. Der Grund liegt in der starken Schwankungsbreite der Messwerte, die fast alle eine ausgeprägte Tagesrhythmik haben, die zusätzlich noch je nach Monat oder Jahreszeit schwanken, und die zudem noch häufig von Mensch zu Mensch unterschiedliche Normbereiche aufweisen. Hierdurch werden Aussagen zu einem eventuellen Mangel oder einem Zuviel oft recht schwierig. Einzig bei den Schilddrüsenhormonen, die übrigens ebenfalls eine nicht unerhebliche Rolle für den Schlaf spielen, ist die Analyse recht zuverlässig und wichtig. Bei Melatonin, Serotonin, Dopamin, Cortisol und auch gerade bei den Geschlechtshormonen sind die intra- und interindividuellen Abweichungen aber oft so groß, dass man hier nur in begründeten Einzelfällen die meist teuren und teilweise aufwendigen Analysen durchführen sollte.

DAS WICHTIGSTE
AUS DIESEM KAPITEL

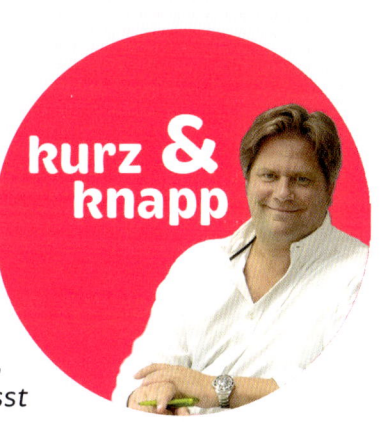

kurz & knapp

1. Die Nacht ist die Zeit hormoneller Regeneration. Im Tiefschlaf wird besonders viel Wachstumshormon ausgeschüttet, welches u. a. unsere Muskeln wachsen lässt und unsere Haut strafft.

2. Hunger, Appetit und Blutzuckerspiegel werden u. a. durch Leptin, Ghrelin und Insulin reguliert und kommen durcheinander, wenn der Nachtschlaf gestört wird. Gewichtszunahme ist deshalb ein häufiges Problem, das mit Schlafstörungen einhergeht, und kann in einen Teufelskreis münden.

3. Unsere Stimmung wird stark von einem erholsamen und gesunden Schlaf beeinflusst. Schlafstörungen können zu einem Ungleichgewicht der Hirnbotenstoffe Serotonin, Noradrenalin, Dopamin, Cortisol und Melatonin führen und unsere Stimmung drücken; bei lange andauernden schweren Schlafstörungen auch bis hin zu schweren Depressionen. Analysen dieser Hormone bringen aber leider meist nicht viel.

4. Sport verstärkt die Tiefschlafphasen und tiefer Schlaf erleichtert sportliche Betätigungen am nächsten Tag. Bewegung ist ein wichtiges Schlaf-Elixier. Wir sollten uns nur nicht zu spät abends noch anstrengend körperlich betätigen, da wir dann aufgedreht und überwärmt ins Bett gehen und nicht gut einschlafen können.

5. Das Dunkelheitshormon Melatonin ist der Dirigent unseres nächtlichen Organ-Sinfonieorchesters. Melatonin wird bei Dunkelheit von der Zirbeldrüse ausgeschüttet, dringt in alle Körperzellen ein und sagt ihnen sinngemäß: Jungs und Mädels, macht jetzt mal das, was ihr am besten könnt, wenn es draußen dunkel ist.

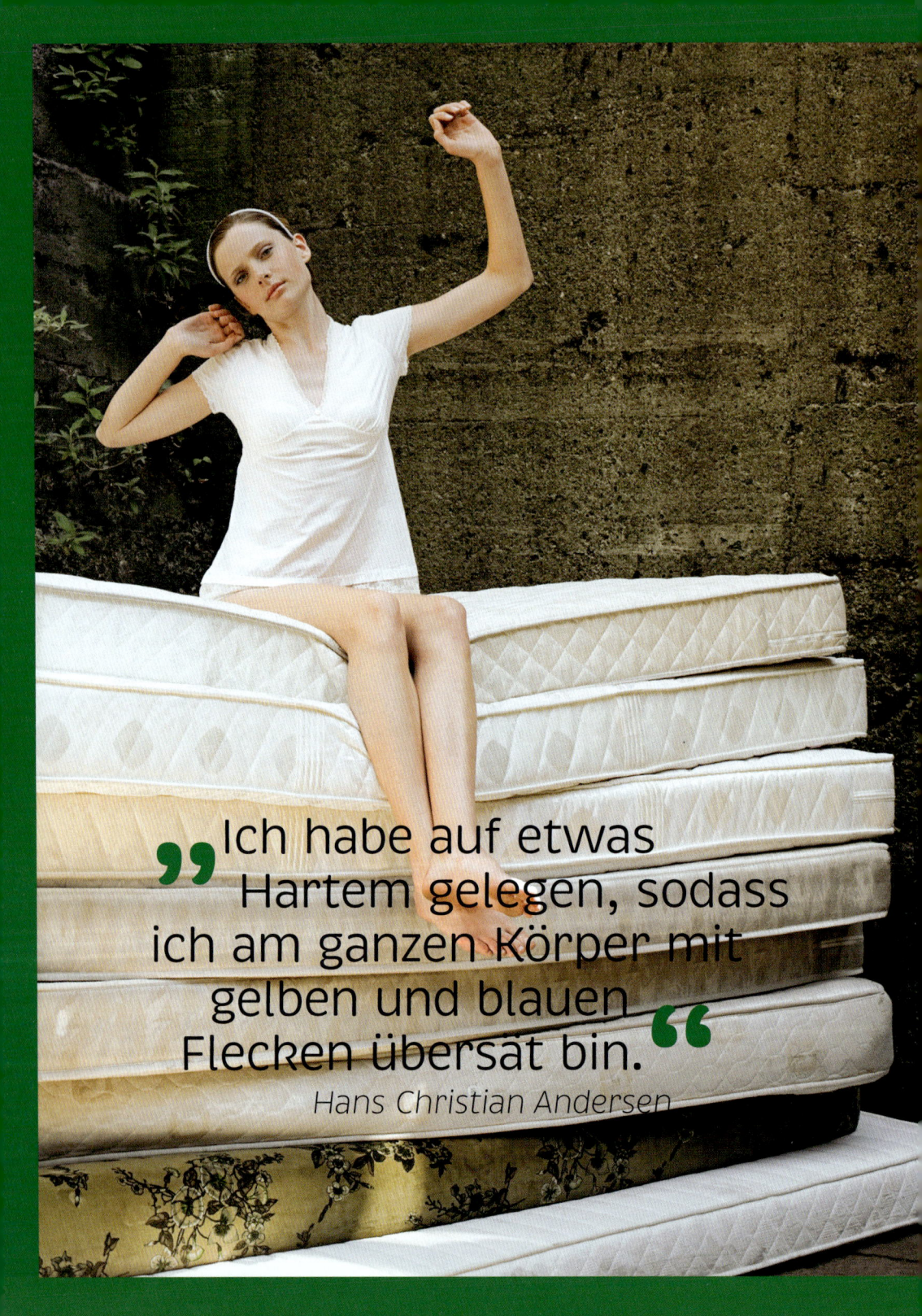

„Ich habe auf etwas Hartem gelegen, sodass ich am ganzen Körper mit gelben und blauen Flecken übersät bin.“

Hans Christian Andersen

WIE MAN SICH BETTET, SO LIEGT MAN
Schlafzimmer, Betten, Matratzen

Hand aufs Herz: wann haben Sie das letzte Mal Ihre Matratze gewechselt? Oder nur gewendet? Ihr Kopfkissen? Wissen Sie, aus welchem Material es besteht? Und nach wie vielen Jahren man es in etwa austauschen sollte? Auch wenn das Schlafzimmer in vielen Wohnungen und Eigenheimen in den letzten Jahren eine gewisse Aufwertung erfahren hat, werden unsere Schlafstätten und Betten immer noch ziemlich stiefmütterlich behandelt. Andere Lebensräume wie Wohnzimmer und Küche, in denen wir in der Summe definitiv weniger Zeit verbringen als im Schlafzimmer, stehen weit mehr im Zentrum unserer Aufmerksamkeit als ausgerechnet der Raum, in dem wir uns auf uns selbst zurückbesinnen sollen, in dem wir wieder wie die Kinder werden, in dem wir uns sicher und geborgen in Hypnos' Arme fallen lassen wollen und in dem auch Partnerschaften oft ihre größte Innigkeit und Intimität erfahren.

VON BETTLERS STÄTTE ZU KÖNIGS SAAL

Bett und Schlafzimmer haben eine Aufwertung und unsere volle Aufmerksamkeit verdient, denn das Schlafzimmer ist einerseits der intimste Ort und Hort der Geborgenheit, andererseits auch Stätte der Einsamkeit, der Nacktheit und der Angst. Es ist der Raum der Regeneration, der Reflexion, der inneren Einkehr, des Zu-sich-selbst-Zurückfindens, letztlich die Brutstätte

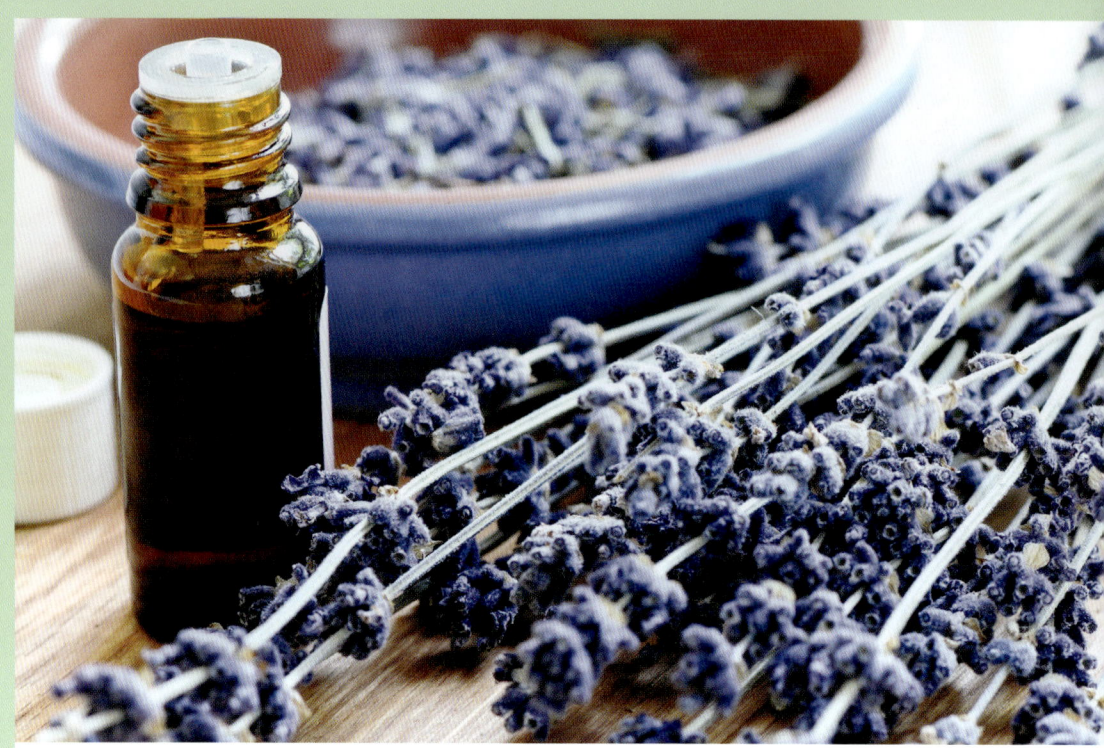

Lavendel gilt seit Langem als schlaffördernd und entspannend. Da er nicht gut schmeckt, wird Lavendelöl vor allem als Duft verwendet. Es gibt hoch dosiertes Lavendelöl aber auch als freiverkäufliches Kapsel-Präparat in der Apotheke.

des Lebens. Das gemeinsam genutzte und geteilte Bett symbolisiert auch die starke emotionale Nähe von Partnern und steht symbolisch für den Sex. Nicht umsonst heißt es: „miteinander schlafen" und „miteinander ins Bett gehen". Das Bett ist ein Symbol für den Kreislauf des Lebens. Hier werden Kinder gezeugt und (früher fast immer, heute teilweise wieder) geboren, und es ist unser letzter Platz vor dem Tod, das Sterbebett.

BETT-GESCHICHTEN

Unser Bett ist älter als gedacht. Auch unsere Ur-Ahnen in Afrika haben schon auf Matratzen geschlafen. In der Nähe von Durban in Südafrika fanden Forscher unterschiedliche Pflanzenmaterialien, die als Bodenmatten dienten. Die weiche Unterlage sorgte aber nicht nur für Bequemlichkeit, sondern hatte noch andere Aufgaben. An den Mattenresten ist erkennbar, dass die Frühmenschen als Grundmaterial neben Schilf auch die Blätter der Kap-Quitte nutzten. Die Blätter dieses immergrünen Baumes enthalten bestimmte ätherische Öle, die für Insekten giftig sind. Hygiene war offensichtlich schon damals sehr wichtig. Dafür spricht auch, dass unsere Vorfahren ihre Steinzeitmatratzen in regelmäßigen Abständen verbrannten und durch neue ersetzten, denn waschen konnte man die Trockenpflanzen ja schlecht. Die Gebräuche unserer Vorfahren sind nicht ganz so primitiv, wie sie zunächst erscheinen mögen. Gegen lästige Insekten helfen auch heute noch reine ätherische Öle wie Melisse, Zeder, Pfefferminze, Nelken, Lorbeer, Anis und Lavendel besser als manches chemische Mittel. Ein Tropfen Lavendel- oder Anisöl aufs Kopfkissen sind dazu noch eine Einschlafhilfe.

Die Neandertaler lagen nicht auf Matten, sondern auf dicken Tierfellen. Die Ägypter waren wohl die ersten, die das Bett vom Boden auf erhöhte Pritschen verlagerten, um sich so vor gefährlichen Tieren zu schützen. Im Römischen Reich nahmen die Annehmlichkeiten weiter zu. Die Betten hatten als Auflage weiche Matratzen, die – je nach Stand – mit Schilf, Heu, Wolle oder Federn ausgepolstert wurden. Das Wort „Matratze" geht auf das arabische „matrah" zurück, das so viel bedeutet wie „Ort, wohin etwas geworfen oder gelegt wird". Von den Kreuzzügen brachten die Ritter diese Bezeichnung mit nach Europa.

Im Mittelalter bis in die späte Neuzeit blieb es in Mitteleuropa für die einfachen Leute bei dem Matratzenlager auf einfachen Säcken, die mit Seegras, Schilf oder Stroh gefüllt wurden. Wohn- und Schlafraum waren eins. Nachts fand sich eng aneinandergekuschelt die ganze Großfamilie. Im Winter wurde noch das Vieh hereingeholt und wärmte zusätzlich den Raum. Mit der Erfindung der ersten Himmelbetten im Mittelalter entwickelte sich langsam die Idee, für das Schlafen einen eigenen Raum zu schaffen. So kann man das Himmelbett zu Recht als Vorläufer unseres heutigen Schlafzimmers bezeichnen. Die ersten richtigen Schlafzimmer gab es zunächst in adeligen Kreisen

> Im Winter wurde noch das Vieh hereingeholt und wärmte zusätzlich den Raum.

an Höfen. So weiß man, dass der französische Sonnenkönig Ludwig XIV. sein Prunkschlafzimmer zum Zentrum seines Palastes machte. Es wurde zum Ort der berühmten Rituale des Aufstehens („Lever ") und des Schlafengehens („Coucher"), bei dem der ganze Hofstaat zugegen war.

In bürgerlichen Kreisen dagegen blieben die Betten klein und mehrfach belegt. Von Fabrikarbeitern ist überliefert, dass sie sogar in Schichten in den begehrten Betten ruhten. Meist reichte dazu eine Nische in der Wand, ein Alkoven. Auch der Begriff für das Wandbett „Alkoven" kommt aus dem Arabischen „al-qubba" von „Kuppel". Die Wandbetten waren meist in eine Nische eingelassen. Ein eigenes und separates Schlafzimmer blieb bis ins letzte Jahrhundert hinein für die meisten Menschen ein unerschwinglicher Luxus. Heute gilt es als ganz selbstverständlich, dass wir unser Schlafzimmer vor fremden Blicken verborgen halten. Es ist der Ort größter Intimität, das Innerste der Wohnung. In modernen Zeiten, in denen sich der Styling- und Deko-Wahn auch noch die letzte Nische erobert, ist auch das Schlafzimmer in den Fokus der Raumausstatter geraten. Es soll als Mehrzweckraum eine Aufwertung erfahren und nicht „nur" dem Schlafen dienen. Eine fragwürdige Entwicklung, wenn auch noch der letzte Zufluchtsort vor den Zumutungen der Außenwelt in den Dienst neuer Medien und ständiger Erreichbarkeit gestellt wird.

Heute gilt es als ganz selbstverständlich, dass wir unser Schlafzimmer vor fremden Blicken verborgen halten.

FÜR UND WIDER EINES GEMEINSAMEN BETTES

Ein Blick in die Bett-Geschichte zeigt uns, dass Menschen eigentlich fast immer gemeinsam geschlafen haben, wobei dieses Phänomen über lange Zeiten sowohl der Sicherheit der Schläfer vor Angreifern als auch dem Schutz gegen äußere Kälte diente. Heute, wo wir keine nächtlichen Raubtiere oder

Unterkühlungen mehr fürchten müssen, kommt das Allein-Schlafen immer mehr in Mode. Jetzt haben sich Wissenschaftler dieses Themas angenommen und festgestellt, dass Frauen objektiv besser schlafen, wenn kein Mann an ihrer Seite liegt.

Bei Männern ist das anders. Sie schlafen ruhiger und tiefer, wenn sie ihre Partnerin nachts neben sich wissen. Sexuelle Aktivitäten wirken sich dagegen sowohl bei Frauen als auch bei Männern positiv auf den Schlaf aus. Eine Besonderheit bei Frauen stellt die Mutter-Kind-Situation dar, bei der Frauen beim Schlaf mit dem Säugling auf jede Bewegung reagieren und das Weinen und Wimmern des Kindes mitbekommen müssen. Sie haben unter anderem deshalb einen leichteren Schlaf. Möglicherweise reagieren Frauen deshalb generell empfindlicher auf äußere Einflüsse. Der Mann besitzt diese besondere Sensibilität nicht. Er reagiert auf den Paarschlaf wie auf den evolutionär vertrauten Gruppenschlaf, in dem er sich sicher fühlt. Das erklärt zum Teil, warum mehr Frauen unter Ein- und Durchschlafstörungen leiden als Männer.

Hinzu kommt, dass sich jeder Mensch etwa 5- bis 15-mal pro Nacht dreht. Diese Bewegung ist wichtig, zum einen damit sich die Bandscheiben erholen können und zum anderen damit wir uns nicht wund liegen. Der Körper hat sozusagen ein eigenes Anti-Dekubitus-Programm eingebaut. Der Schlaf des Partners kann durch sehr häufiges Drehen oder Wälzen aber immer wieder gestört werden.

Das Bett teilen – romantische Vorstellungen

Am Anfang steht der Wunsch nach Nähe. Nicht nur junge Paare wünschen sich oft eine große Matratze, auf der sie zu zweit dauerhaft schlafen möchten und das möglichst eng beieinander.

So schön das klingt, so schlecht ist eine gemeinsame Matratze für erholsamen Schlaf. Paare sollten für ihr Doppelbett ab einer Breite von 140 Zentimetern zwei separate Unterfederungen und Matratzen kaufen. Denn wenn einer von beiden Partnern schwerer ist als der andere, sinkt die Matratze zu einer Seite hin ab und kann den anderen Partner nicht mehr richtig abstützen.

Falls es doch eine einzige gemeinsame Matratze sein soll, dann achten Sie auf einen guten und stabilen Lattenrost. Nehmen Sie gegebenenfalls auch zwei getrennte Roste trotz einer durchgehenden Matratze.

ELDORADO DER WERBETEX-
TER: DER MATRATZENKAUF

Bei Matratzen scheint die Werbelyrik besonders flüssig aus der Feder zu fließen: Matratzen, die den Schlafenden in süße Träume führen oder auf denen
er sanft schwebt. Da ist vollmundig von Wasserkernen und Mehrzonen die
Rede. Am besten kümmert man sich nicht allzu sehr darum und lässt sein individuelles Gefühl beim Probeliegen oder -schlafen entscheiden. Ein Beispiel
für die beliebte Verwirrungstaktik sind die sogenannten Mehrzonenmatratzen. Fünf, sieben oder gar neun Zonen sollen den Körper stützen. Das klingt

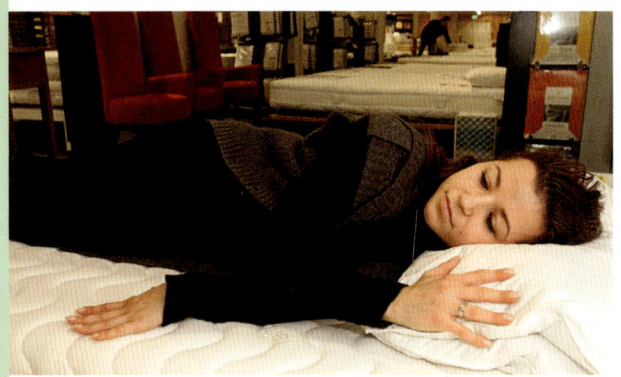

einleuchtend und suggeriert eine
individuelle Anpassung, die aber
in der Realität praktisch kaum
umsetzbar ist. Die Matratzen
müssten schon maßgeschnei-
dert werden, damit die Zonen
tatsächlich zum jeweils Schlafenden passen. In verschiedenen
Testanordnungen unterstützen
die Mehrzonenmatratzen den
Körper nämlich leider nicht bes-
ser als gute Matratzen mit nur einer Zone. Das Wichtigste ist und bleibt, dass
die Matratze zum Schlafenden passt. Dabei kann man sich an die Faustregel
halten: Harte Matratzen stützen schwere Menschen besser ab, und weiche
Matratzen sind für zierliche Personen oft angenehmer.

Professionelle Beratung gefragt

Wenn man jung ist, kann man schon mal einige Wochen auf einer billigen
Matte auf dem Boden überstehen, aber je älter man wird, desto wichtiger
ist die Qualität der Matratze. Tagsüber belasten wir ständig die Wirbelsäule,
und unsere Bandscheiben büßen von morgens bis abends jedes Mal einen Teil
ihres Wassergehalts ein, und je älter wir werden, umso spröder werden unsere so wichtigen Zwischenwirbelscheiben, auf denen die Wirbelknochen wie

auf gut gepolsterten Kissen tagsüber „reiten". Unsere Bandscheiben und fast alle Muskeln müssen sich nachts entspannen und regenerieren, und die Bandscheiben werden fast nur nachts in der Horizontalen „bewässert", um dann am nächsten Morgen wieder als gut elastisches Polster zu fungieren. Das geht natürlich alles umso effektiver, je besser die Eigenschaften einer Matratze an die eigenen Bedürfnisse und Schwachstellen angepasst sind. Eine falsche Matratze kann leicht dazu führen, dass man morgens wie gerädert aufwacht. Es ist etwas verwunderlich, dass die wissenschaftlich orientierte Schlafmedizin und die Betten- und Matratzenszene relativ wenige Schnittpunkte miteinander haben. Es gibt nicht gerade viele Studien zum Thema Schlafstörungen und Betten/Matratzen. Aber das kann sich ja noch ändern.

Für einen Laien ist es oftmals nicht so leicht, ohne professionelle Hilfe und Beratung eine für ihn optimale Matratze zu finden. Man ist auf einen ehrlichen Berater angewiesen, der einem genau erklärt, was man braucht. Bei Schlafproblemen, Rückenbeschwerden oder Allergien macht es auch Sinn, einen Arzt oder Physiotherapeuten vor dem Matratzenkauf um Rat zu fragen. Man sollte sich für den Matratzenkauf außerdem ausreichend Zeit nehmen. Die Dinger sind ja oftmals nicht billig, und nichts ist ärgerlicher, als 500 Euro für eine Matratze zu bezahlen, auf der man dann nachher trotzdem nicht gut liegt und schläft. Hier ist echter Service gefragt und ein realer Besuch eines guten Fachgeschäfts oder auch gleich mehrerer.

Matratzenkauf ist nichts fürs Warenhaus und Internet. Vor allem kleine gute Bettengeschäfte geben Matratzen auch zum Testen mit nach Hause. Das ist besser als ein kurzes Probeliegen. Ob aber die Wirbelsäule richtig gelagert ist, kann nur ein Fachmann beurteilen. Das Wichtigste dabei ist das individuelle Eingehen auf Ihre Person. Informationen wie Ihr Körpergewicht, Ihre Größe, Ihre Figur, eventuell vorhandene Allergien und vor allem bestehende Beschwerden sind die Basis für eine gute Beratung. Vertrauen Sie dem Berater, der Ihnen viele Fragen stellt. Er muss auch wissen, ob Sie lieber auf einer weichen oder harten Unterlage schlafen, welche Schlaflage Sie bevorzugen und

Vor allem kleine gute Bettengeschäfte geben Matratzen auch zum Testen mit nach Hause.

ob Sie Rückenbeschwerden haben. Eine sachlich fundierte und unabhängige Hilfe zur Entscheidung für eine Matratze sind darüber hinaus die Testergebnisse von Instituten wie beispielsweise Stiftung Warentest oder ÖKO Test.

INNENLEBEN UND UNTERBAU VON BETTEN UND MATRATZEN

Zunächst einmal eine gute Nachricht: Die besten Produkte sind nicht immer eine Frage des Geldes. Besonders für Matratzen gilt: teuer ist nicht immer gleich gut. Auch ob Kaltschaum, Latex, Federkern oder Boxspring ist weitgehend eine Frage des Geschmacks bzw. des eigenen Empfindens. Empfohlen als Matratzenkern werden Kaltschaum, Schaum oder Latex. Die Matratzenbezüge sollten kochbar sein. Materialien wie Schafwolle, Rosshaar, Kokos o. ä. sind weniger geeignet. Schaumstoffmatratzen sind oft besonders günstig. Taschenfederkern- und Latexmatratzen gelten als besonders punktelastisch. Das ist besonders dann wichtig, wenn zwei Personen auf einer großen Mat-

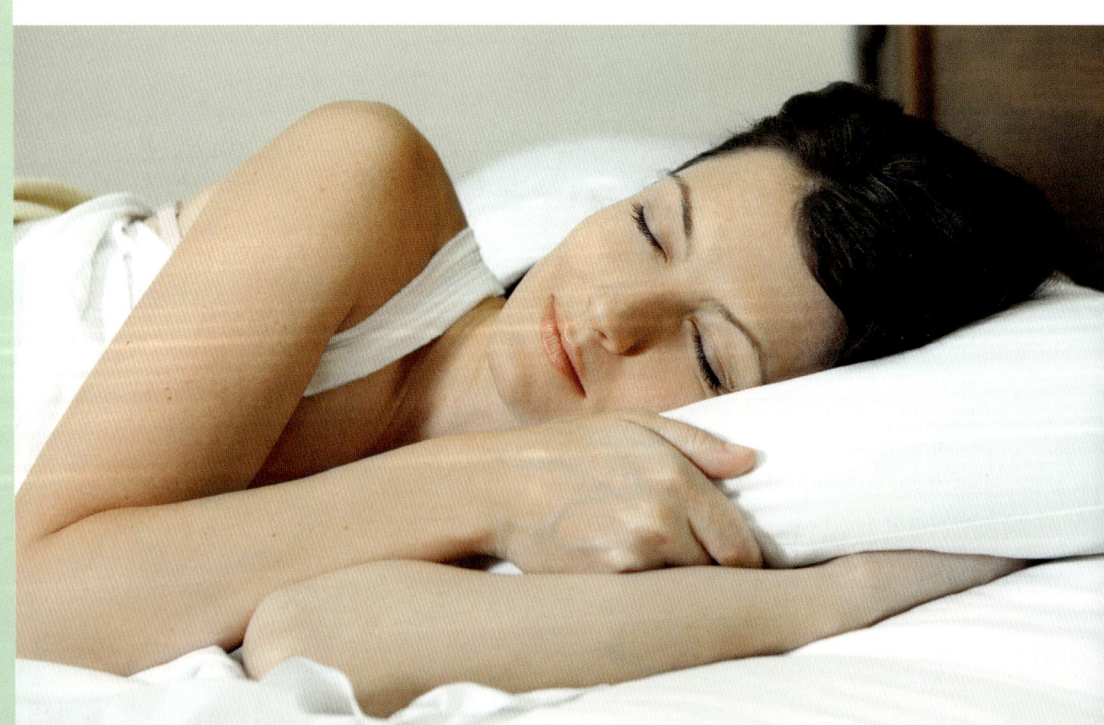

ratze schlafen. Eine gute Matratze muss einerseits den Körper angenehm entlasten und andererseits die Hohlräume sehr gut stützen. Wichtig ist zu wissen, dass optimales Liegen nicht immer sofort als optimal empfunden wird. Die ergonomisch am besten bewerteten Matratzenmaterialien sind Latex- und Kaltschaummatratzen. Im Allgemeinen werden Federkern-, Taschenfederkern-, Wasserbetten und Futons aus ergonomischer Sicht nicht so gut bewertet.

Viel zu viele Menschen schlafen auf alten schlechten und nicht angepassten Matratzen.

JAHRELANG FALSCH GEBETTET

Viel zu viele Menschen schlafen auf alten schlechten und nicht angepassten Matratzen. Auch der Fußboden ist natürlich keine günstige Matratzenunterlage. Die Folgen können gravierend sein. Der Körper wird Nacht für Nacht in eine Fehlhaltung gezwungen. Alle möglichen – oft bislang ungeklärte – Beschwerden können hier ihre Ursache haben. Das gilt nicht nur für Rückenschmerzen, sondern auch für Kopfschmerzen, Krämpfe, Muskelschmerzen und Verspannungen. Rücken-, Halswirbel- und Schulterbeschwerden sind die Probleme, die am häufigsten genannt werden. Aber auch Allergien, Verspannungen, unruhiger Schlaf und Druckschmerzen gehören zu den störenden Folgen einer falschen Matratze. Spätestens nach zehn Jahren hat eine Matratze ausgedient, und eine neue Matratze sollte den sich immer verändernden Lebensumständen Rechnung tragen.

Der Organismus reagiert häufig erst einmal mit Umstellungsproblemen. In den meisten Fällen ist diese Umgewöhnung jedoch nach ein paar Tagen abgeschlossen. Dauert es länger, stimmt etwas mit der neuen Matratze nicht. Durch eine individuell angepasste Matratze wird die Liegehaltung optimiert. Dies wirkt sich normalerweise positiv auf die Muskulatur und letztendlich den gesamten Stütz- und Bewegungsapparat aus. Oft sind die Schmerzen bereits nach wenigen Tagen verschwunden. Danach das Wenden nicht vergessen! Mindestens viermal im Jahr sollten Matratzen für eine gleichmäßige Abnutzung gewendet werden. Etwa alle zehn Jahre sollten wir uns neue Matratzen kaufen.

Kissen und Bettdecke

Zu einem erholsamen Schlaf gehören auch das richtige Kissen und die richtige Bettdecke. In Deutschland ist traditionell das große quadratische Kissen in Gebrauch, das dicke Plumeau. Da Bettgewohnheiten hartnäckig sind, ist dieses hierzulande immer noch Standard, obschon das rechteckige längliche Kissen, wie in anderen europäischen Ländern üblich, die bessere Variante ist. Wichtig ist nämlich, dass die Schultern beim Schlaf auf der Matratze ruhen und nur der Kopf auf dem Kissen liegt. So ist der Nacken gerade und ent-

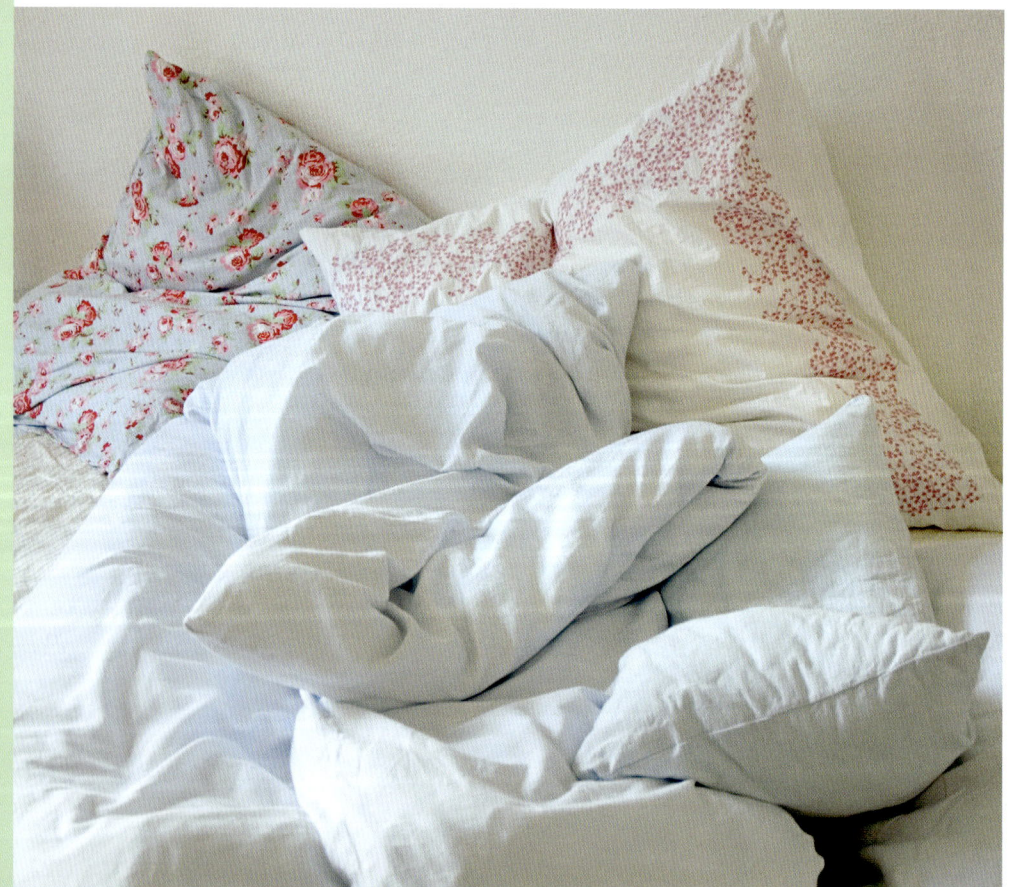

spannt. Es lohnt sich also, bei nächster Gelegenheit auf das längliche Kissen umzusteigen. Die Umstellung fällt normalerweise nicht schwer.

Bei der Füllung von Kissen und Bettdecken sorgt eine neue Norm für mehr Klarheit beim Kauf. Das Verwirrspiel um Daunen und Federn und unklare Bezeichnungen wie Dreivierteldaunen oder Halbdaunen ist vorbei. Die neue Euro-Norm DIN EN 12934 sorgt für eine verständliche Auszeichnung auf Kissen und Betten. Danach müssen die Gewichtsanteile der hochwertigeren Daunen und

Schlafen ohne Chemie

Wohl niemand möchte während des Schlafes Schadstoffe einatmen. Doch das ist leider gar nicht so abwegig, wie es klingt. Schon die Plastikhülle vieler Matratzen hinterlässt eine unangenehme Duftspur. Viele Matratzen stinken nach dem Auspacken aus der Folie. Unterschätzen Sie auch Ihre Nase nicht, machen Sie eine Schnüffelprobe. Sie ist oft der erste Hinweis, dass etwas nicht stimmt.

Nicht wenige Matratzen enthalten Zusätze, die nicht deklariert sind. Das sind Bleichmittel, Insektizide, chemische Flammhemmer und andere organische Substanzen wie Phenol. Eine belastete Matratze kann reizauslösende Inhaltsstoffe jahrelang unbemerkt ausdünsten.

der Federn in Prozent angegeben werden. Damit wird die Zusammensetzung des Füllmaterials endlich nachvollziehbar, denn letztlich kommt es auf die sogenannte Füllkraft an, die hochwertige Daunen bieten. Sie sind leicht, großflockig, können so viel Luft speichern und haben damit optimale Wärmeeigenschaften. Federn sind schwerer und bieten durch ihre härteren Anteile weniger Füllkraft als Daunen. Federn sind daher auch eine ganze Ecke billiger als Daunen.

Daunen nennt man die weiche Brust- und Bauchbehaarung vieler Vögel, mit denen die Tiere ihre Eier bebrüten. Leider werden Daunen trotz vollmundig ausgesprochener Verbote auch heute noch vielfach am lebenden Tier gerupft. Eine ziemliche Qual für die Tiere. Achten Sie beim Kissen- und Bettdeckenkauf darauf und fragen Sie nach, ob die Daunen aus Lebendrupf stammen oder ob sie auf natürliche Weise eingesammelt oder von verstorbenen Tieren genommen werden.

BETT-TIPPS FÜR ALLERGIKER

Für Allergiker ist das Schlafzimmer ein vermintes Gelände. Etwa 66 % der im Haushalt lebenden Hausstaubmilben findet man im Bett. Mehr als die Hälfte davon fühlen sich in der Matratze besonders wohl. Aber auch Oberbetten, Kopfkissen und Bezüge sind ihr Biotop. Allergiker sollten daher als Erstes ältere Matratzen austauschen und milbendichte und allergieneutrale Matratzen, Kissen, Bettdecken und Bezüge kaufen. Die Investition lohnt sich. Studien belegen eindeutig die Wirksamkeit von allergendichten Bettbezügen. Die Matratzenbezüge sollten regelmäßig alle zwei bis drei Monate gewaschen werden. Wichtig ist auch ein trockenes Schlafklima, denn Hausstaubmilben bevorzugen eine feuchte, warme Umgebung. Da Menschen während des Schlafens einen halben bis ein Liter Schweiß pro Nacht verlieren, wirkt eine gründliche Lüftung und Trocknung der Bettlaken und der Matratze vorbeugend. Feuchtigkeit fördert auch die Bildung von Schimmel und Sporen, in deren Nähe Milben höher konzentriert vorkommen, da sie sich von Schimmelsporen ernähren können. Allergiker reagieren auch generell sensibler auf Schad- und Duftstoffe. Grundanforderung sollte ein Testsiegel für textiles Vertrauen sein, zusätzlich noch der Hinweis „Für Allergiker geeignet" (z. B. „Nomite"-Siegel).

Waschen von Kissen und Bettdecke

Die meisten Kissen und Bettdecken können heute problemlos in der Waschmaschine gewaschen und im Trockner getrocknet werden. Allerdings sollten die Sachen wirklich knochentrocken sein, wenn sie aus dem Trockner kommen. Denn auch schon eine geringe Restfeuchtigkeit erhöht die Wahrscheinlichkeit für Schimmelpilzbildung in dem engen Geflecht der Daunen und Federn. Wenn Sie ganz auf Nummer sicher gehen wollen, bringen Sie Ihr Kissen und Ihre Bettdecke alle zwei Monate in eine gute Reinigung, in der man sich mit so etwas auskennt.

DAS WICHTIGSTE AUS DIESEM KAPITEL

kurz & knapp

1. *Das Schlafzimmer ist Ort und Hort der Geborgenheit. Machen Sie Ihr Schlafzimmer nicht zum Abstellraum für irgendwelchen Krempel, den Sie nicht im Wohnzimmer oder in der Küche haben wollen. Computer und auch Fernseher gehören nicht ins Schlafzimmer und Ihr Handy nicht auf den Nachttisch.*

2. *Achten Sie darauf, dass es in Ihrem Schlafzimmer dunkel, kühl (ca. 18-20 Grad) und leise genug ist. Ab und zu kräftig durchlüften bringt manchmal mehr, als die ganze Nacht das Fenster auf Kipp zu stellen. Machen Sie nachts kein helles, sondern nur gedimmtes Licht an, wenn Sie nicht schlafen können oder zur Toilette gehen.*

3. *Nehmen Sie sich für den Matratzenkauf genügend Zeit und probieren Sie verschiedene Matratzen aus. Unter 350 Euro wird es schwer mit etwas Ordentlichem. Keine Matratze braucht zehn verschiedene Zonen. Das Allerwichtigste ist, dass Sie sich auf einer Matratze wohlfühlen und gut darauf liegen können. Nehmen Sie die Matratze Ihrer Wahl zum Testen mit nach Hause. Und kaufen Sie sich etwa alle zehn Jahre eine neue.*

4. *Kaufen Sie für Ihr Doppelbett lieber zwei getrennte Matratzen. Dann werden Sie nicht ständig gestört, falls Ihr Partner sich dreht, zuckt oder aufsteht. Kaufen Sie sich auch zwei getrennte Bettdecken. Sie finden sich sonst nachts vielleicht zu oft ohne Decke frierend wieder, weil Ihr Schatzi das ganze Ding im Schlaf zu sich gezogen hat.*

5. *Waschen Sie Kissen und Decke alle zwei Monate. Sie können das selbst machen, nur müssen die Sachen danach wirklich knochentrocken aus dem Trockner kommen, sonst kann sich schnell Schimmel bilden. Am besten bringen Sie alles in die Reinigung.*

„Das Glück kommt so langsam, weil es im Schlaf kommt."

Alphonse Allais

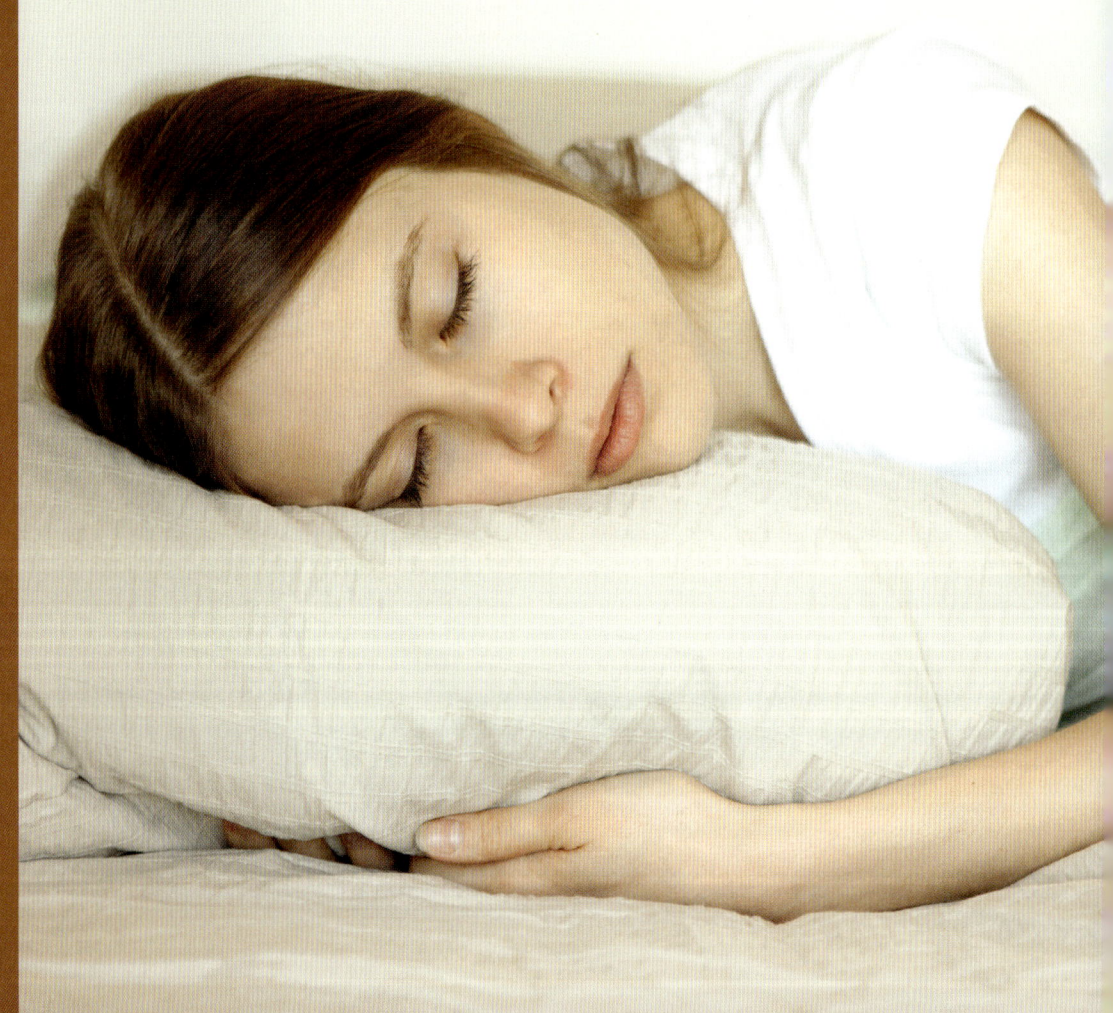

SCHLAF ERMÖGLICHEN, GESTALTEN UND OPTIMIEREN

Tipps, Tricks, Übungen und Produkte

Guter Schlaf ist keine Zauberei, aber wir müssen dem Vogel der Nacht ein nettes Nest bauen, damit er sich von selber dort gerne hineinlegt. Wir können guten Schlaf nicht erzwingen, wir können ihn nicht einfach nur mit unserem bewussten Willen und Wollen herstellen. Deshalb ist es wichtig, gerade wenn wir Probleme mit dem Schlafen haben, dass wir erstens seine Gesetze kennen – dafür waren die vorherigen Buchkapitel da. Zweitens sollten wir wissen, was wir alles unternehmen können, um wieder besser schlafen zu können. Dafür ist dieses Kapitel gedacht.

SAUBERKEIT FÜR EINEN ERHOLSAMEN SCHLAF

Schlafhygiene ist eine wichtige Tugend. Gemeint ist damit aber nicht das allabendliche Zähneputzen oder der Toilettengang vorm Zubettgehen. Schlafhygiene umfasst alle äußeren Bedingungen, die für einen guten und erholsamen Schlaf wichtig sind.

Wenn ich hier im Folgenden schlafhygienische Tipps gebe (die ich mir im eigenen Leben auch selbst immer wieder mal zu Gemüte führen muss), dann sollen das lediglich Richtschnüre sein für Menschen, die gerade besonders

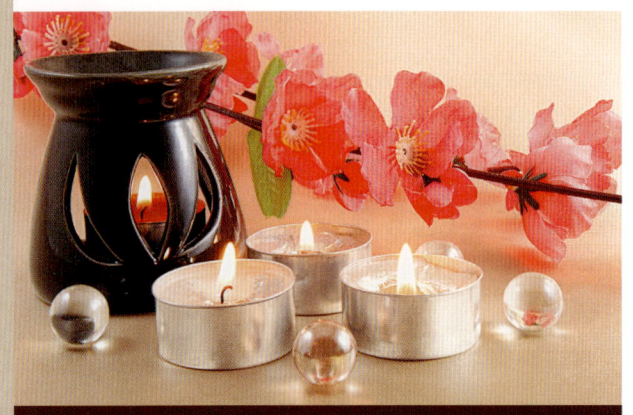

empfindlich sind, was ihren Schlaf angeht. Diese sollten dann eben auch etwas genauer hingucken und etwas strenger mit sich sein als diejenigen, die schlafen wie ein Braunbär in der Höhle und durch nichts gestört werden können. Ist die Schlafstörung dann wieder vorbei, dann kann man manches auch wieder lockerer sehen. Das Gläschen Rotwein am Abend zum Beispiel.

Wer versucht, medizinische Vorgaben und Auflagen allzu streng und starr einzuhalten, wird wahrscheinlich scheitern. Das wiederum führt zu schlechtem Gewissen, womit der Schlafenwollende dann erst recht nicht mehr schlafen kann.

Abends „runterkommen"

- Abendritual
- PC, Handy und Co. aus
- Licht dimmen
- Kerzen
- ruhige Rhythmen
- Musik
- nicht zu lange fernsehen
- nicht zu spät Sport
- feste Zubettgeh- und Aufstehzeiten

Tipps für einen ruhigen Schlaf:

- Richten Sie sich ein Abendritual ein – die innere Uhr und die Seele wollen und brauchen Regeln und Rituale, sonst haben sie keinen Halt.
- Gehen Sie nicht zu spät ins Bett.
- Halten Sie eine relativ konstante Zubettgeh- und Aufstehzeit ein.
- Sorgen Sie dafür, dass es im Schlafzimmer dunkel genug, kühl genug (18-22 Grad) und leise genug ist.
- Sorgen Sie im Schlafzimmer für eine ruhige und gemütliche, Geborgenheit spendende Atmosphäre.

- Tragen Sie dafür Sorge, dass keine oder nur wenig Elektrogeräte im Schlafzimmer stehen.
- Vermeiden Sie, dass Sie allzu sehr durch einen schnarchenden oder unruhig sich wälzenden Bettpartner gestört werden.
- Versuchen Sie, etwa zwei Stunden vor dem Schlafengehen möglichst wenig elektronisches Multitasking zu machen (TV plus E-Mail plus Handy usw.).
- Nehmen Sie am Abend keine schweren Mahlzeiten mehr zu sich.
- Konsumieren Sie abends möglichst wenig bis gar keinen Alkohol und kein Nikotin.
- Trinken Sie nach 15 Uhr keinen Kaffee mehr.
- Sorgen Sie für viel helles Licht am Morgen und bewegen Sie sich am Tage ausreichend.

DIE GRUNDSÄULEN ERNÄHRUNG UND BEWEGUNG

Kein gesundheitsrelevanter Lebensbereich kann auf die beiden Säulen Ernährung und Bewegung verzichten: Das, was wir täglich in uns aufnehmen, wird zu einem Teil von uns selber („Du bist, was Du isst"). So, wie wir uns bewegen und je nachdem, wie beweglich wir sind, so gut oder so schlecht schlafen wir häufig auch.

Wenn wir spätabends zu üppig essen, liegt uns das Essen zu schwer im Bauch, Magen und Darm müssen zu hart arbeiten und können sich nicht gut auf den Schlaf vorbereiten. Entgegen anders lautender Stimmen ist es auch wahr, dass spätabendlich aufgenommene Kalorien im Durchschnitt mehr ansetzen als die über Tag aufgenommenen. Nachts ist der Verdauungstrakt über die Aktivität seines Steuer-Nervengeflechtes Parasympathikus nämlich aktiver als am Tage, sodass sich der Darm nachts mehr Nährstoffe und Kalorien aus der angebotenen Nahrung herausziehen kann als am Tage, wenn eher der Sympathikus vorherrscht. Auch die Leber ist ein nachtaktives Organ. Zu viele spätabendlich gefutterte Süßigkeiten führen nicht selten zu einer Leberverfettung, weil der überschüssige Zucker in der nachtarbeitenden Leber gerne als Fett abgespeichert wird.

Ganz auf abendliche Kohlenhydrate zu verzichten, wie es in verschiedenen Diäten und Stoffwechselprogrammen gerne angepriesen und auch kurzzeitig mit Erfolg belohnt wird, ist auf Dauer aber nicht nützlich und dient eher der Vermarktung von Konzepten als nachhaltigen Lösungen. Der Körper braucht auch abends eine gewisse Menge Kohlenhydrate, sonst bildet er – auch nachts – zu viele Ketonkörper aus den Nahrungsfetten, was wiederum komplexe Stoffwechselprobleme nach sich ziehen kann.

Letztlich ist die kluge Mischung aus der täglich aufgenommenen Gesamtkalorienmenge, den durch Bewegung verbrannten Kalorien, der Nahrungszusammensetzung und der Tageszeit, wann ich etwas esse, die erfolgversprechendste Herangehensweise. Das erfordert ein wenig Beschäftigung mit dem Thema gesunde Ernährung, so wird das dann aber auch etwas. Essen Sie am besten ein bis zwei Stunden vor dem Schlafengehen nichts Schweres (Fettes) oder Süßes mehr, das ist schon die halbe Miete – die gesunde Ernährung und auch den gesunden Schlaf betreffend.

Sport vertieft den Schlaf und verbessert die Erholsamkeit des Schlafs, das ist inzwischen bewiesen. Aber auch hier macht die Dosis das Gift. Hochleis-

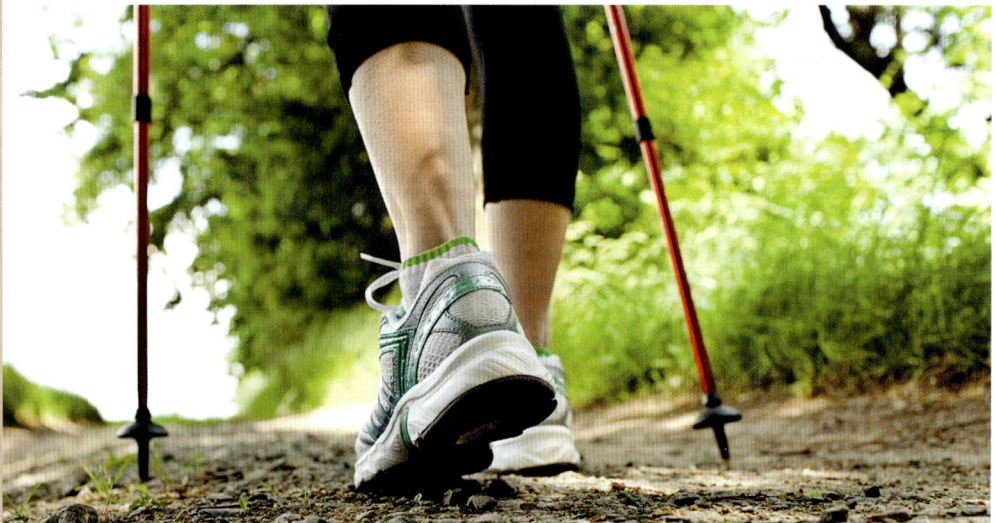

tungssport ist für den Körper und den Schlaf oft eher schädlich, weil hier die Belastungen einfach übertrieben werden, bzw. weil das Wissen über die hierzu dann notwendige Regeneration und Schlafmedizin im Hochleistungssport noch ziemlich wenig beäugt wird.

Muskeltraining führt zu mehr Tiefschlaf, zu verstärkter Ausschüttung von Wachstumshormon und auch von Testosteron. Auch Ausdauertraining verbessert das Schlafprofil und führt zu besserem Ein- und Durchschlafen. Eine gute Mischung aus Muskel- und Ausdauertraining scheint auch für den erholsamen Schlaf das Beste zu sein. Zudem fördert Sport das Abnehmen und verringert damit Häufigkeit und Heftigkeit von Schnarchen und Schlafapnoe. Dies trifft umso mehr zu, je voluminöser und je jünger wir sind.

> *Essen Sie am besten ein bis zwei Stunden vor dem Schlafengehen nichts Schweres (Fettes) oder Süßes mehr.*

WACHE NÄCHTE COOL SEHEN – DER MENSCH IST ZÄH

Es gibt zwar durchaus Daten, die zeigen, dass eine langjährige chronische Insomnie (Schlafstörung) das Depressionsrisiko steigert. Aber noch lange nicht jeder oder jede Schlafgestörte bekommt eine Depression. Wir müssen hier als Ärzte auch aufpassen, dass wir nicht zu viele Ängste schüren. Denn das macht alles nur noch schlimmer. Oft kommen Patienten in die Praxis, die auf gezieltes Fragen hin zugeben, Angst vor Krebs, Herzinfarkt oder einer Depression zu haben, weil sie seit einigen Wochen schlecht schlafen. Hier muss man wirklich gezielt gegensteuern und den Leuten sagen, dass sie sich zunächst einmal keine Sorgen um solche drastischen Krankheiten machen sollten. Der Mensch ist ein extrem zähes und robustes Lebewesen, das so einiges aushält und abkann. Und um durch eine Schlafstörung wirklich eine Depression, einen Infarkt oder Krebs zu bekommen, müssen noch etliche weitere negative Faktoren und Anlagen hinzukommen.

Ein nicht geringer Teil der Arbeit eines niedergelassenen Schlafmediziners besteht daher in Ent-Ängstigung der Patienten, im Beruhigen bei übertriebenen Sorgen in Bezug auf den Schlaf. Gerade durch das Internet googeln sich viele Patienten erst in eine länger dauernde Schlafstörung hinein, die eventuell ohne Googeln von selbst wieder verschwunden wäre. Man nennt das Phänomen neuerdings auch „Cyberchondrie". Zu allem finden wir im Internet Informationen, aber keiner kann uns sagen, wie wir das bewerten sollen. Den meisten Menschen fehlt das Wissen und die Erfahrung, ihre Beschwerden in den Kontext all der Internetinformationen einzuordnen und richtig zu deuten. Deshalb: Cool bleiben! Die meisten Ein- und Durchschlafstörungen verschwinden nach einer gewissen Zeit von selber wieder.

Infos und Tipps:

- Sie sind zäher und robuster als Sie denken, und Sie halten eine Schlafstörung – so fies sie auch sein mag – normalerweise auch Monate bis Jahre aus.
- Sie bekommen durch eine Ein- und Durchschlafstörung nicht mal eben Krebs, einen Herzinfarkt oder eine Depression.
- Eine gewisse Zeit schlafen Sie nachts fast immer, auch wenn Sie am Morgen Stein und Bein schwören, Sie hätten gar nicht geschlafen.
- Beachten Sie die Dreierregel im Kasten: Sie dient als Faustformel, ab wann Sie trotzdem zu einem Arzt gehen sollten, damit sich Ihre Schlafstörung nicht festsetzt.

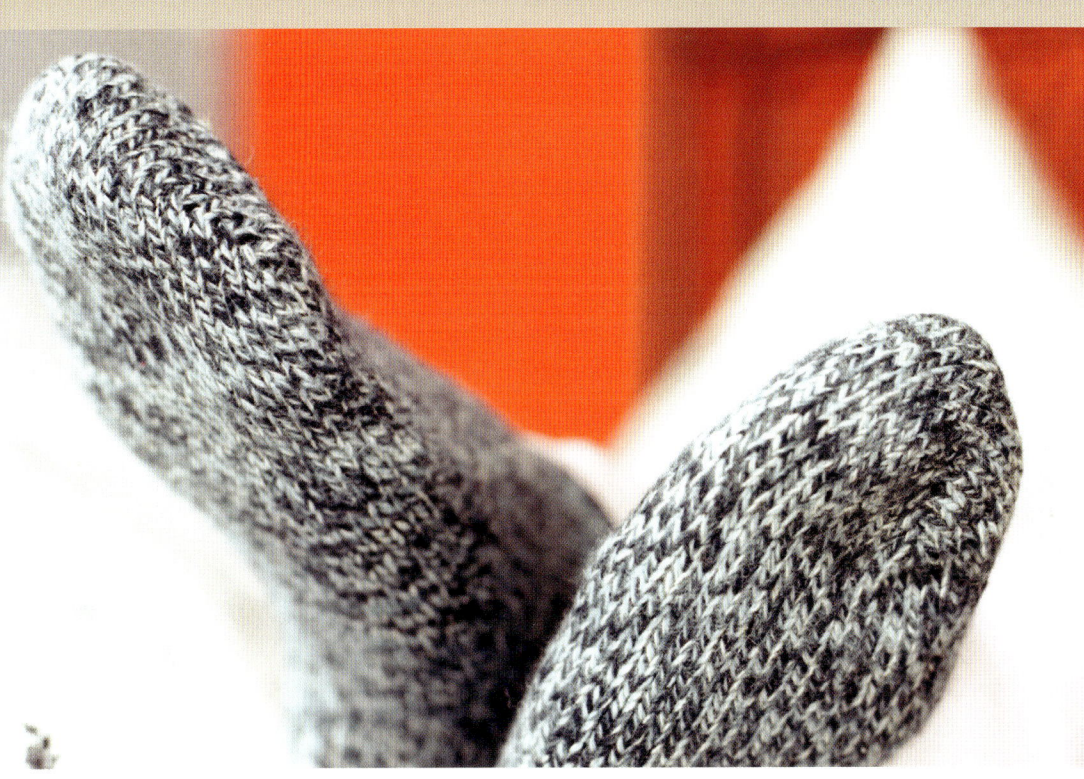

KÜHLER KOPF, WARME FÜSSE

„Den Kopf halt' kühl, die Füß' halt' warm, das macht den besten Doktor arm". Dieser alte Spruch, früher brav über Generationen von der Oma an die Mama an das Töchterchen weitergegeben, ist gemeinhin in Vergessenheit geraten. Dabei steckt in diesen paar Worten eine ganze Menge Wahrheit, und zwar gerade in Bezug auf den Schlaf. Es ist nämlich inzwischen auch wissenschaftlich belegt, dass warme Füße abends die Zeit bis zum Einschlafen verkürzen und dass ein kühler Kopf tatsächlich das Ein- und Durchschlafen verbessert.

Studien zu warmen Händen und Füßen gibt es bereits mehrere. Ein US-amerikanisches Forscherteam aus Pittsburgh veröffentlichte nun vor Kurzem auch eine Studie, bei der man an Schlafstörungen leidenden Patienten eine Kühlhaube mit Wasser darin aufsetzte und das Wasser auf etwa 22 Grad temperierte. Etwa ein Drittel der Schlafgeplagten schliefen mit der Haube schneller ein und besser durch als die nicht schlafgestörten Probanden ohne die wassergefüllte Schlafmütze.

Die Erklärung für die Wirksamkeit der Methode ist simpel und logisch, man musste nur darauf kommen: Wenn nämlich unser Gehirn abends noch zu überdreht ist fürs Schlafen, dann ist es auch noch zu stark durchblutet, und damit auch zu warm, um einen der Hauptschalter im Stammhirn auf Schlafen umzulegen. Der springt näm-lich nur bei Temperaturabsenkung um, die norma-lerweise durch die körpereigene und äußere circa-diane Rhythmik, unter anderem via Melatonin und ruhigerem Abendgeschehen, eintreten sollte. Bei Schlafgestörten ist diese Rhythmik aber häu-fig gestört, sodass die tägliche Temperaturkurve des Körpers und vor allem des Gehirns sowie die Zubettgeh- und Aufstehzeiten auseinanderdriften. Hinzu kommt dann noch häufig eine zu intensive Großhirntätigkeit am späten Abend, sei es durch problema-tische Gespräche über Beruf oder Privatleben, sei es durch anstren-gendes Arbeiten am PC, sei es durch stundenlanges Fernsehgucken schnell geschnittener Filme usw.

> „Den Kopf halt' kühl, die Füß' halt' warm, das macht den besten Doktor arm."

Tipps:

- Sorgen Sie für einen kühlen Kopf und für warme Füße.
- Packen Sie Ihre Füße gut unter die Decke, ziehen Sie sich warme Socken an oder kaufen Sie sich spezielle Fußwärmer.
- Legen Sie Ihr Kopfkissen eine Zeit lang vor dem Schlafen in den Kühlschrank oder wickeln Sie Cold-Packs in ein Handtuch ein und legen Sie sich zum Einschlafen kurzzeitig mit dem Kopf darauf.

WIE WIR ABENDS RUNTERKOMMEN KÖNNEN

Ein- und Durchschlafen klappt meist nur, wenn wir entspannt genug sind. Innerlich und äußerlich. Und beides beeinflusst einander. Ein Großteil unserer An- und Entspannung findet in unseren Muskeln statt. Die Muskeln sind unsere Haupt-„Umspannwerke", sie bewirken zu großen Teilen, wie gut oder schlecht, angespannt oder entspannt wir uns in unserem Körper fühlen. Sind unsere Muskeln entspannt, entspannt oft auch der Rest unseres Körpers und auch unsere Psyche. Und umgekehrt genauso: entspannen wir uns innerlich gut, dann entspannt sich auch der „äußere" Teil unseres Körpers, die Muskeln, Bänder und Sehnen und die Haut.

In fast allen unseren Muskeln sitzen neben Millionen von Muskelfasern auch Tausende winzige Tastkörperchen und Spannungssensoren, die ständig

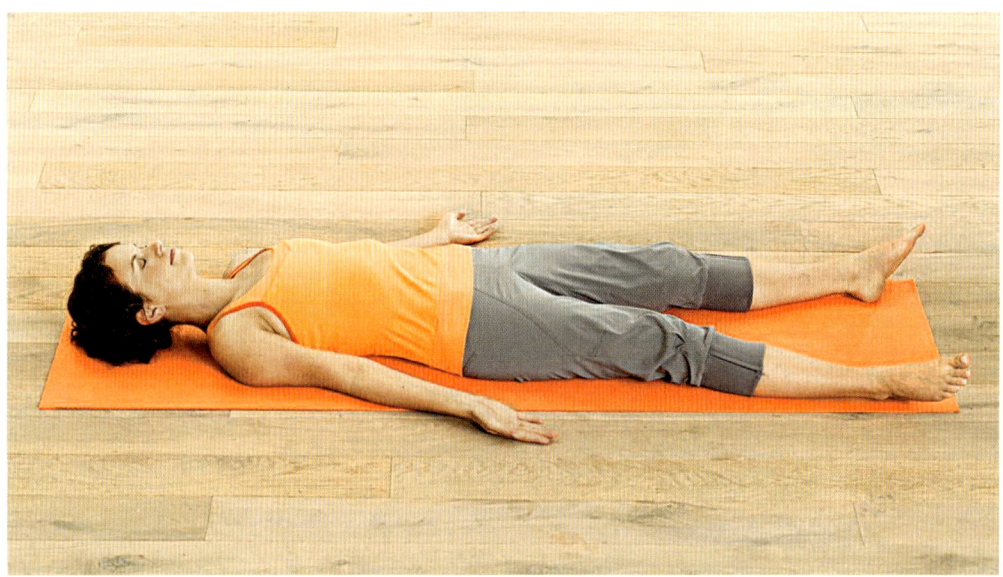

Alles, was uns entspannt, fördert auch unseren Schlaf. Probieren Sie aus, was am besten zu Ihnen passt. Gut erprobte Verfahren sind neben Sport und Sauna vor allem Muskelentspannung nach Jacobsen (PMR), Autogenes Training, Yoga, Atemübungen, Meditation und immer häufiger auch Biofeedback.

Informationen ans Gehirn senden. Wie wir gehen, wie wir stehen, wie wir liegen, was wir machen, was wir tun. Anspannung aktiviert unser Gehirn, Entspannung beruhigt unser Gehirn. Beides beeinflusst sich gegenseitig und umgekehrt. Wir können deshalb mittels aktiver Muskelentspannung (z. B. mit Progressiver Muskelrelaxation nach Jacobsen) unseren gesamten Organismus entspannen und auf den Schlaf einstimmen. Wir können aber auch durch beruhigende Gedanken und Gefühle Einfluss auf unseren muskulären Spannungszustand nehmen. Diesen Weg macht man sich zum Beispiel beim Autogenen Training oder der Meditation zunutze.

Auch die Atmung kann sehr viel zu einer erfolgreichen abendlichen Entspannung beitragen. Zum Atmen benötigen wir ja ebenfalls Muskeln: das Zwerchfell als Haupt-Atemmuskel, die vielen kleinen Zwischenrippenmuskeln und die Brustmuskeln als Atemhilfsmuskulatur. Atmung geschieht sowohl bewusst – wir können unsere Atmung ja mit unserem Willen beschleunigen, verlangsamen, anhalten, vertiefen – als auch unbewusst, etwa wenn wir nicht daran denken und im Schlaf.

Atmen reguliert auch unseren Treibstoffgehalt im Blut, den Sauerstoff, sowie den Gehalt an körperlichem Treibhausgas, dem CO_2. Beide Stoffe haben direkt und indirekt etwas mit Entspannung und Schlaf zu tun.

Biofeedback

Sichtbarmachung von Körperfunktionen auf einem Bildschirm, dadurch Möglichkeit bewusster Einflussnahme auf vegetativ regulierte Parameter, u.a.:

• Blutdruck
• Herzfrequenz
• Muskelspannung
• Atmung
• Hirnströme (EEG)

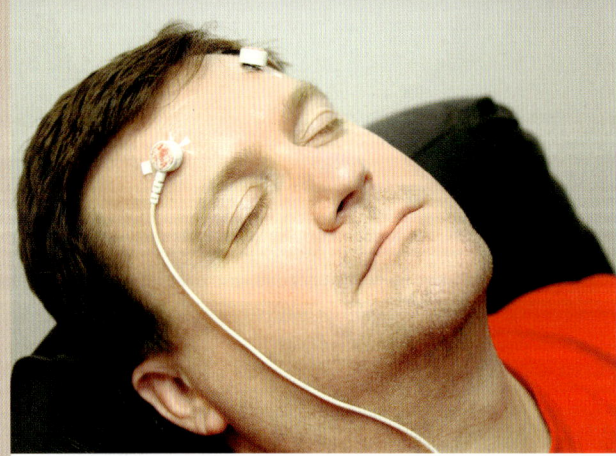

Via Atmung können wir also gut unsere Entspannung und auch unsere Schlafqualität beeinflussen. Yoga ist eine prima Methode, Atmung und Muskeln zur Entspannung zu nutzen, aber auch viele andere Atemtechniken können nützlich sein.

Alle genannten Entspannungsverfahren – Autogenes Training, Meditation, Yoga – müssen aber eingeübt und trainiert werden, sollen sie Erfolg zeigen. Am besten macht man das wirklich bei professionellen Trainern für die jeweilige Methode und nicht bei selbst ernannten Hobbytherapeuten. Investieren Sie lieber ein paar Euro mehr in einen fundierten Einzel- oder Gruppenkurs bei jemandem, der seine Methode wirklich gut gelernt hat und beherrscht. Das bringt Ihnen mehr als die paar gesparten Cent für einen Kurs, aus dem Sie enttäuscht und frustriert herausgehen, weil Sie lediglich ein paar Grundbegriffe gelernt haben, die Sie sich genauso gut aus dem Internet hätten holen können.

Auch die Atmung kann sehr viel zu einer erfolgreichen abendlichen Entspannung beitragen.

Eine sehr sinnvolle Methode zur Entspannung und vor allem zur Selbstbeherrschung seiner eigenen Körperreaktionen im Stress und für den Schlaf ist Biofeedback. Hier werden verschiedene Biosignale wie Atmung, Herzschlag, Gehirnströme, Muskelanspannung etc. über Sensoren abgeleitet und live auf einem Bildschirm als Grafiken sichtbar gemacht. Man kann dadurch direkt sehen, wie sich beispielsweise der Puls oder der Hautwiderstand durch Schwitzen bei Stress oder Angst verändert. Und man trainiert ein, was man machen kann, damit das wieder besser wird. Durch die direkten Rückmeldungen der Körperfunktionen ans Bewusstsein bekommt man nach einiger Übung ein sehr gutes Gespür für sich selbst und weiß zunehmend besser, wie man sich selber aktiv entspannen kann. Lernen kann man Biofeedback bei speziell hierfür qualifizierten Ärzten und Psychologen (Therapeuten).

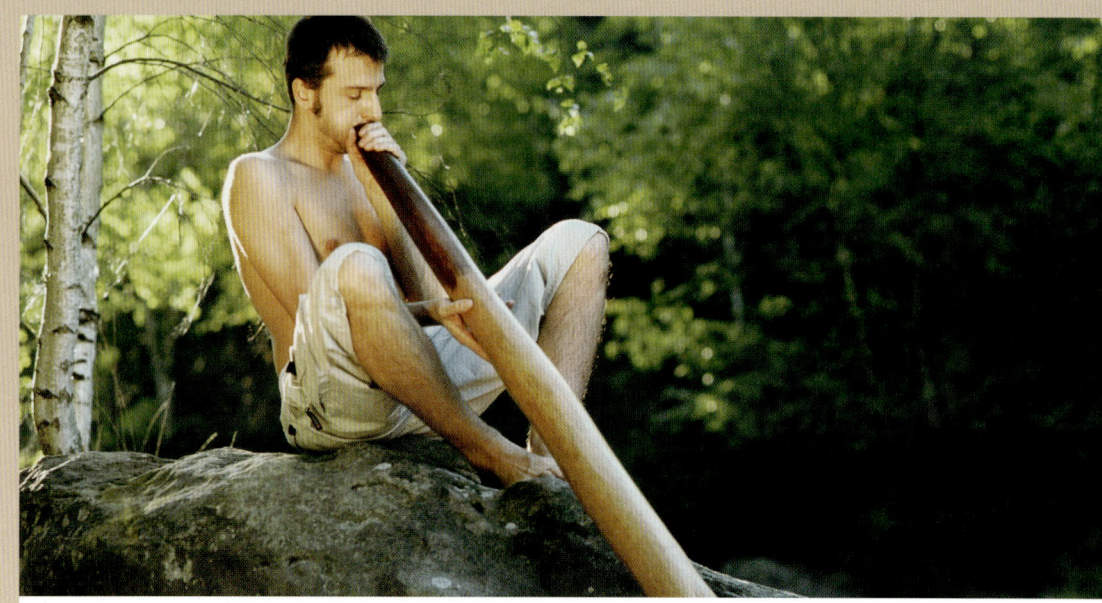

Das Spielen des Didgeridoos kann zu einer aktiven Kräftigung der beim Schnarchen und der Schlafapnoe erschlafften Rachenmuskulatur führen. Ein ähnliches aktives Rachenmuskeltraining gelingt in einigen Fällen auch mit speziellen Atem-Trainingsgeräten.

Atemmuskeltraining gegen Schnarchen und Schlafapnoe

Eine spannende und wissenschaftlich nachweisbar wirksame Methode, dem Schnarchen und der – zumindest leichten bis mittelgradigen – Schlafapnoe auf aktive Weise beizukommen, besteht im gezielten Training der Rachen- und Zwerchfellmuskulatur. So kräftigt zum Beispiel das Spielen des australischen Aborigine-Instruments Didgeridoo genau die richtigen Muskeln, allerdings müssen Sie mit den ungewohnten Tönen klarkommen.

Eine ebenfalls positive Wirkung hat Atemtraining mit dem sogenannten „Spirotiger", einem Gerät, das eigentlich für Sportler konzipiert wurde. Aktives Atemmuskeltraining hat eine sehr positive Wirkung und sollte öfter angewendet werden. Man sollte das Training am besten täglich durchführen, hat dafür aber die tatsächliche Chance, in einigen Fällen auf eine Schnarcherschiene und manchmal sogar auf eine CPAP-Maske verzichten zu können. Leider gibt es bisher noch recht wenige Studien zu dem Thema. Hier sollte aber auf jeden Fall mehr gemacht werden, da eine aktive Methode zur Verbesserung der Probleme fast immer besser ist als ein rein passive.

DEN SPIESS UMDREHEN: WAS TUN, WENN ICH NACHTS NICHT SCHLAFEN MUSS

Manchmal kann man machen, was man will, man kommt einfach nicht aus dem Teufelskreis von Schlaflosigkeit in der Nacht und der Erschöpfung am Tag heraus. Manche Menschen wollen auch keine Medikamente nehmen und sprechen schlecht auf Entspannungsverfahren an. Dann gibt es beispielsweise die Möglichkeit einer sogenannten „paradoxen Intervention". Dabei sagt man dem Patienten: Du sollst, ja, du darfst heute Nacht nicht schlafen! In einer abgemilderteren Form, die für manche Menschen auch längerfristig möglich ist, dreht man den Spieß einfach um, interpretiert das Quälende als Chance und sagt (sich): Ist doch eigentlich cool, dass ich nicht schlafen muss. Jetzt kann ich's mir hier nett machen oder was Produktives tun, wozu ich in der Hektik des Tages nicht komme. Nachts ist es ruhig, da nervt mich keiner, da mach' ich jetzt mal was für mich. Was genau man dann für sich selbst tut, das entscheiden die persönlichen Vorlieben. Sie können zum Beispiel bei Kerzenschein eine ruhige schöne Musik hören und sich berieseln lassen. Sie können aber auch – falls das Ihr Ding ist – ein bisschen Wäsche bügeln. Oder Sie schreiben ein Buch. Über Ihre Schlaflosigkeit zum Beispiel. Oder über etwas Schönes (was vielleicht besser ist). Wichtig ist, dass wir nachts nichts allzu Aufwühlendes machen, damit wir gegebenenfalls doch noch in den ersehnten Schlummer zurückfallen können. Etwas Monotones, Einfaches, Langsames, Simples, Schönes ist meist besser, um irgendwann dann doch vielleicht wieder müde zu werden.

> ## Tipps für bewusst gelebte schlaflose Nächte
>
> - Machen Sie es sich nachts nett.
> - Zünden Sie Kerzen an, machen Sie entspannende Musik an, tropfen Sie ein angenehm riechendes Öl in eine Duftlampe.
> - Lesen Sie ein entspannendes Buch.
> - Zur Not räumen Sie ein Zimmer auf.
> - Schreiben Sie Dinge, die Sie gerade bewegen, auf und damit raus aus Ihrem Gehirn.

Der Trick an dieser Strategie ist der, dass Sie jede Menge Druck rausnehmen, wenn es Ihnen gelingt, mal so über sich zu denken. Wenn der Schlaf nämlich nicht mehr unbedingt kommen MUSS, sondern wieder kommen DARF, dann machen sie's ihm wesentlich leichter. Und wenn er dann immer noch nicht kommt, dann soll es eben auch so sein. Unsere subjektive Bewertung macht bei Schlafstörungen oft locker die halbe Miete aus. Je verkrampfter wir das ganze Thema sehen und angehen, desto schwieriger wird es. Je lockerer wir versuchen, damit umzugehen, desto besser.

> *Unsere subjektive Bewertung macht bei Schlafstörungen oft locker die halbe Miete aus.*

SCHREIBEN SIE SICH NACHTS DEN KOPF FREI!

Stellen Sie sich vor, die kreisenden Gedanken beim nächtlichen Grübeln sind wie Ströme, die deshalb immer umherkreisen, weil sie kein richtiges Ventil haben und deshalb nicht „abgeleitet" werden können. Sie drehen sich immer in Ihrem Hirn hin und her, und Sie werden sie nicht los. Wenn Sie diese Gedanken nun über Ihren Arm und Ihre Hand via Stift auf ein Blatt Papier schreiben, dann leiten Sie tatsächlich eine gewisse Menge an Energie aus Ihrem Kopf aufs Papier und werden dadurch häufig ruhiger. So bekommen die diffusen Gedanken eine Struktur, werden – zumindest auf dem Papier – real, und Sie haben sie erst einmal aus dem Kopf. Natürlich können Sie Ihre Grübelgedanken auch in den PC eintippen, aber Stift und Papier wirken besser.

MOTHER'S LITTLE HELPERS: SUBSTANZEN FÜR DEN SCHLAF

Schlafmittel sind so alt wie die Menschheit. Schon immer gab es Substanzen und Mittel, mit denen man – mal mehr, mal weniger erfolgreich – versucht hat, das temporäre Hinübergleiten in Hypnos' bergende Arme der Nacht zu ermöglichen und zu erleichtern. Bereits in der Jungsteinzeit (6000 v. Chr.) nahm man gerne Opium ein, den Saft des deshalb auch als Schlafmohn bezeichneten Gewächses Papaver somniferum.

Grundsätzlich ist zu sagen, dass Schlafmittel per se nichts Schlechtes und Schlimmes sind. Wichtig ist nur, dass man sie bewusst und gezielt einnimmt und dass ihre Anwendung und die Dauer der Einnahme – vor allem bei chemischen Schlafmitteln – mit einem auf diesem Gebiet kompetenten Arzt abgesprochen werden.

Kräuter – die milden Helfer

Mannigfache Pflanzen sowie ihre Extrakte wurden über die Jahrtausende ausprobiert und eingenommen. Gehalten haben sich als pflanzliche Schlafmittel bis heute vor allem Baldrian, Hopfen, Melisse, Passionsblume und Lavendel. Allen diesen Pflanzen und auch ihren Kombinationen ist gemein, dass sie eher als milde Schlafmittel gelten, die man bei leichten bis mittleren Ein- und Durchschlafstörungen durchaus auch einmal vier bis sechs Wochen am Stück einnehmen kann, teilweise auch deutlich länger. Bei schweren Schlafstörungen sind sie allerdings meist nicht wirksam genug.

Der Eiweißstoff L-Tryptophan ist eine Vorläufersubstanz des Schlafhormons Melatonin. Er findet sich unter anderem in Milch, Bananen, Schokolade, Kakao und Nüssen und ist auch als freiverkäufliches Präparat in Apotheken erhältlich. Bei einigen Menschen kann L-Tryptophan das Einschlafen verbessern.

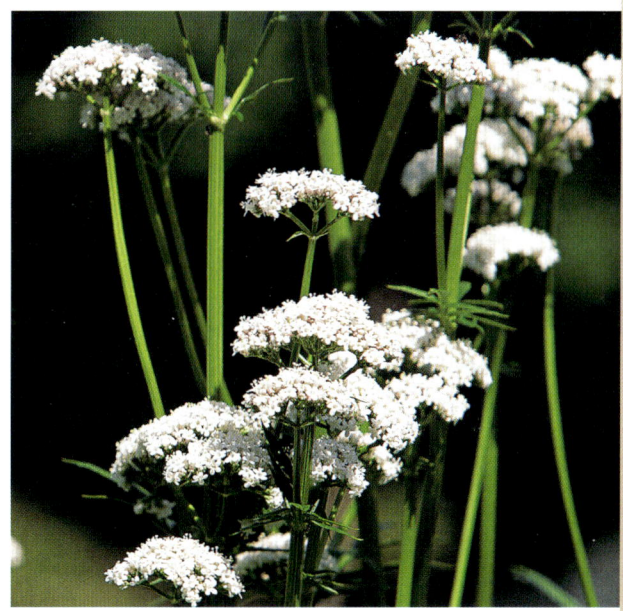

Echter Baldrian (Valeriana officinalis). Hoch dosierte Baldrianpräparate oder Tees können bei leichten Ein- und Durchschlafstörungen gute Dienste tun, sind verträglich und haben kaum Nebenwirkungen.

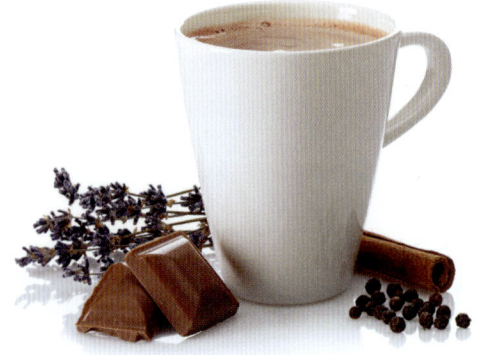

Dasselbe gilt für Melatonin als Schlafstoff selbst. Bei manchen Menschen, insbesondere älteren, kann retardiertes Melatonin manchmal gut wirken. Auch bestimmte speziell für Schlafstörungen entwickelte Mikronährstoffpräparate, Kräuter- oder auch Kakaomischungen können bei leichten Schlafstörungen helfen. Hier ist z. B. das durchaus wohlschmeckende kakaohaltige Präparat Choco Nuit zu nennen, welches in Drogerien und Apotheken zu bekommen ist.

Medikamente verantwortungsbewusst eingesetzt

Als klassische Schlafmittel galten und gelten die auch als Beruhigungsmittel zuhauf verwendeten Benzodiazepine (u. a. Valium, Librium, Lexotanil, Noctamid, Tranxilium, Dalmadorm), die allerdings zwischen den 60er- und 90er-Jahren massenweise unkritisch verordnet und eingenommen wurden. Aufgrund ihrer guten Wirksamkeit gegen Schlaflosigkeit und vor allem auch gegen Angst bekam sie beinahe jeder dritte Patient einer Hausarztpraxis verschrieben. Mit dem Ergebnis, zwar Abertausenden zu vorübergehend gutem Schlaf und Entspannung verholfen zu haben, Tausende Menschen davon aber auch – teils wissend, teils unwissend – in eine Gewöhnung bis Abhängigkeit davon gebracht zu haben.

Heute setzt man kurz bis mittellang wirkende Benzodiazepine bei Schlafstörungen nur noch sehr differenziert und kurzzeitig ein. In der Hand eines erfahrenen Hausarztes, Psychiaters oder Schlafmediziners sind einmonatige Anwendungen oftmals nach wie vor sehr hilfreich, wenn anders kein Schlaf herzustellen ist und die Patienten wirklich arg leiden.

Seit etwa 15 Jahren sind Benzodiazepinrezeptoragonisten auf dem Markt (die sog. „Z-Substanzen" Zolpidem und Zopiclon), die weniger Abhängigkeitspotenzial bei gleich guter Wirksamkeit auf den Schlaf haben. Auch hier gilt heute eine tägliche Einnahme von maximal vier Wochen als Standard, danach sollte in Absprache mit einem kompetenten Arzt entweder nach einer anderen Lösung gesucht oder eine Bedarfsfall-Einnahme organisiert werden, um einer Gewöhnung vorzubeugen.

Andere chemische Substanzen mit guter Wirkung auf den Schlaf und kaum Gewöhnungspotenzial sind die Trizyklischen Antidepressiva (z. B. Amitryptilin, Trimipramin, Doxepin), die hier in nur recht geringen Dosen gegeben werden, sodass sie rein schlafanstoßend und durchschlaffördernd wirken, aber nicht antidepressiv. Man kann diese Substanzen gut als abendliche Tropfen mit einem Glas Wasser einnehmen. Da nicht alle Menschen gleich gut auf die Trizyklika ansprechen, muss man ihre Anwendung ausprobieren.

Weitere Substanzen können im Einzelfall ausprobiert werden (z. B. Atosil, Opipramol, Trazodon, Mirtazapin, Seroquel), sie gehören aber, wie auch die oben genannten häufiger verordneten Medikamente, immer in die Hand eines hiermit erfahrenen Arztes.

HELLWACH AM MORGEN, RICHTIG MÜDE AM ABEND

Um morgens richtig wach und fit zu werden, brauchen wir mindestens 2.500 Lux Beleuchtungsstärke aus hellem weißem Licht bzw. insbesondere den Blauanteil des sichtbaren Lichts. In unseren Büros, Werkhallen und Praxen herrschen trotz subjektiv ausreichender Helligkeit aber fast ausnahmslos nur Beleuchtungsstärken von etwa 600 Lux vor. Dies ist viel zu wenig, um in den dunklen Monaten des Jahres morgens wirklich wach und gut drauf zu werden und um unseren Tag-Nacht-Rhythmus in den richtigen Takt zu bringen. Mit einer Lichttherapie (Bright-Light-Therapie) aus speziellen Lampen kann hier oft erfolgreich gegengesteuert werden. Die Lampen sollten eine Beleuchtungsstärke von 10.000 Lux in 30 bis 50 cm Abstand schaffen. Dann reichen morgens 30 Minuten Lichtbehandlung aus.

Mit einer Lichttherapie kann der Tag-Nacht-Rhythmus oft erfolgreich wieder eingestellt werden.

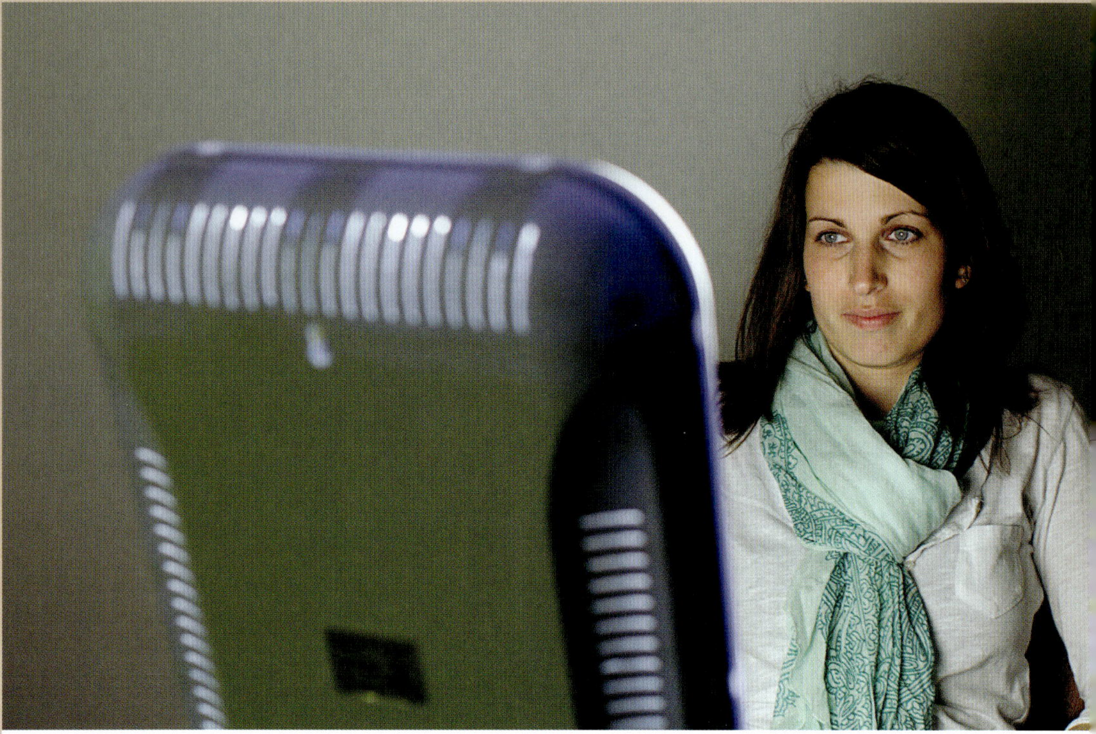

![Eine Lichttherapie mit 10.000 Lux verbessert Fitness, Wachheit und Stimmung.]

Eine Lichttherapie mit 10.000 Lux verbessert Fitness, Wachheit und Stimmung.

Morgendliche Lichttherapie kann Schlafstörungen dadurch bessern, dass der Rhythmus zwischen Tag und Nacht und damit die innere Uhr wieder besser eingestellt wird. Man ist morgens fitter und abends müder.

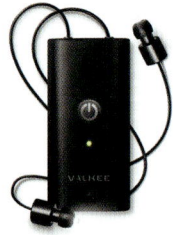

Als ziemlich ausgefallene neue Methode scheint es auch möglich zu sein, Licht über das Innenohr anzuwenden. Finnische Forscher fanden heraus, dass es auch in anderen Hirnregionen als nur in der Netzhaut lichtsensible Proteine oder Nervenzellen gibt, die Lichtinformationen weiterleiten. Als Produkt gibt es den sog. „Valkee", eine Art iPod, nur dass aus den „Kopfhörern" eben keine Töne kommen, sondern Licht! Man wendet den Valkee acht Minuten morgens an und soll damit die gleiche Wirkung erzielen wie mit 30 Minuten Licht auf die Netzhaut. Erste Studien zur Wirksamkeit bei Winterdepression liegen vor. Das Spannende an dem Gerät ist natürlich, dass man es überall mit hinnehmen kann, also „Bright-Light to go".

ZU DEN GIPFELN DES SCHLUMMERS – HÖHENLUFTATMUNG

Bergluft macht müde – wir alle kennen das aus eigener Erfahrung. Je höher der Berg, desto dünner die Luft, d. h. desto niedriger der atmosphärische Luftdruck, und desto weniger Sauerstoffmoleküle befinden sich in der Umgebungsluft. Der Körper reagiert auf (dosierten) Sauerstoffmangel nun mit verschiedenen „Antworten", von denen eine in einer angenehmen Müdigkeit und Entspannung des vegetativen Nervensystems besteht.

Gerade dieses „Vegetativum" ist es, welches durch Stress, Regenerationsmangel und Überaktivierung nicht mehr von selbst „runterfahren" kann, um uns den ersehnten Schlaf zu schenken. Das Einatmen von Höhenluft (z. B. in 2.500 bis 3.500 Metern) aus speziellen Generatoren am Abend bewirkt unter anderem die Freisetzung des gefäßerweiternden und entspannungsfördernden Stoffes Stickstoffmonoxid (NO) im Blut, wodurch sich eine Blutdrucksenkung und angenehme Entspannung einstellt.

Höhenluftatmung kommt aus dem Leistungssport, wo schon länger bekannt ist, dass sich auch am Boden in speziellen Höhenluftkammern eine bessere Fitness und Belastbarkeit einstellt. Bergsteiger trainieren vorab häufig in solchen Räumen oder schlafen nachts in Höhenluftzelten, um sich an die Höhe zu gewöhnen. Dass auch passives Einatmen von Höhenluft, also ohne sich dabei zu bewegen, Effekte hat, ist eine eher neuere Erkenntnis. Übergewicht, Bluthochdruck, Diabetes, Herz- und Lungenerkrankungen können mit dosierter Höhenluftatmung, aktiv und passiv, tatsächlich gebessert werden. Dazu gibt es inzwischen mehrere verlässliche Studien.

In jüngster Zeit wird Höhenluftatmung („intermittierende Hypoxie") auch vermehrt beim Chronischen Erschöpfungssyndrom (CFS) angewendet. Der Sauerstoffmangel wirkt auf den Körper als Reiz, auf den er mit einer Verbesserung der Sauerstoffaufnahme, der Verwertung, der allgemeinen Fitness und eben auch tieferer Entspannung und besserem Schlaf antwortet.

Insbesondere die Aktivität unserer kleinen Zellkraftwerke, der Mitochondrien, wird verbessert. Die Fettverbrennung wird durch Höhenluft

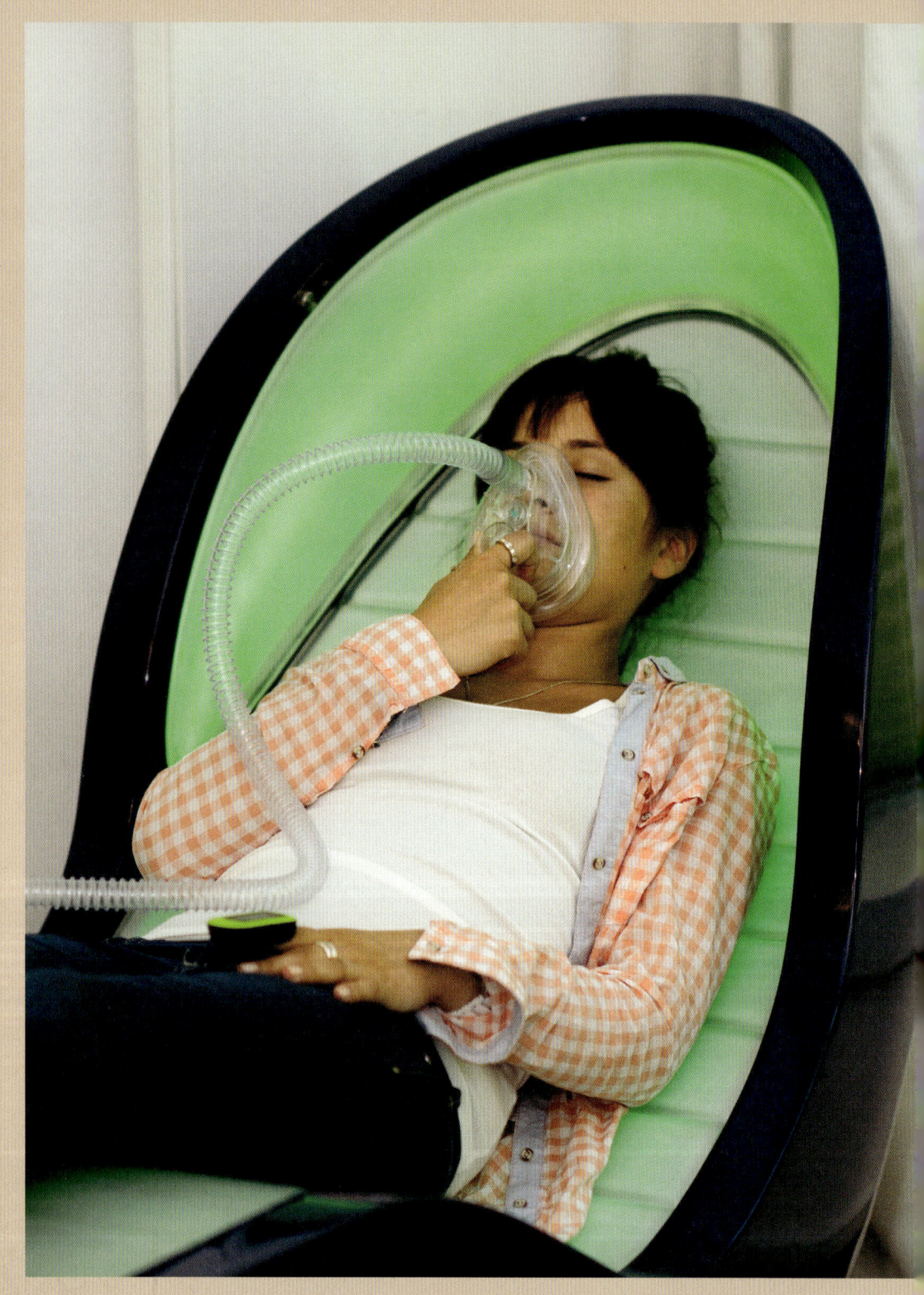

um bis zu 30 % angekurbelt (v.a. bei aktivem Training), weil der Körper bei Sauerstoffmangel auf seinen reichhaltigsten Energieträger umschaltet: das im Körper gespeicherte Fett. Natürlich ist Bewegung immer sinnvoll, und auch die Höhenluft wirkt mit zusätzlicher Bewegung intensiver und besser als ohne. Manche Menschen müssen aber erst einmal passiv an eine Methode herangeführt werden, oder sie sind so dick und schwer, dass sie noch gar keinen Sport machen können, manche sind abends so kaputt vom Tag, dass ihnen einfach die Kraft fehlt, jetzt noch Sport zu machen. – Zu später Sport ist übrigens auch gar nicht gut für den Schlaf, weil wir dann zu aufgeheizt und aktiviert ins Bett gehen.

Passive Höhenluftatmung kann hier oftmals zu einem guten „Runterkommen" führen. Es gibt professionelle Generatoren, die man kaufen oder leihen kann, und es gibt auch preiswertere handliche mobile Masken mit Filtern für den Hausgebrauch.

In jüngster Zeit wird Höhenluftatmung auch vermehrt beim Chronischen Erschöpfungssyndrom (CFS) angewendet.

SCHWINGEND IN DEN SCHLAF – BINAURALE BEATS AUS SOUNDKISSEN

Bestimmte Klänge (binaurale beats) können den Anteil an entspannenden Schlaf-Hirnwellen erhöhen, wenn sie ganz leise die ganze Nacht über mittels eines Players und eines „Soundkissens" oder zweier kleiner Boxen (z.B. in das Kopfteil des Bettes integriert) abgespielt werden. Die binauralen beats kommen ganz diskret zeitversetzt aus dem linken und rechten Lautsprecher. Wir hören das meist nicht bewusst, aber unser Gehirn registriert den Unterschied und möchte und wird diese fehlende Frequenz von selber nachliefern. Da die fehlenden Frequenzen genau unseren Schlaf-Hirnwellen entsprechen, bildet unser Gehirn genau diese Schlaf-Hirnwellen von selber

< Höhenluftatmung entspannt, wirkt schlaffördernd und verbessert Blutdruck, Stoffwechsel und die Fettverbrennung. Passive Höhenluftatmung in einer speziellen Entspannungsliege (hier ein Modell mit Farblicht, Klang und Vibrationen) verstärkt den beruhigenden und schlaffördernden Effekt der Höhenluft zusätzlich.

aktiv nach und trainiert sich so selbst im besseren und erholsameren Schlafen. Bei manchen Menschen klappt das schon nach einer einzigen Nacht, bei anderen braucht es drei bis sechs Wochen Training mit dem Soundkissen, bis sich eine fühlbare Wirkung einstellt. Das Verfahren ist hochmodern und nebenwirkungsfrei und von daher eine spannende neue Alternative in der Behandlung von Ein- und Durchschlafstörungen. Auch Unruhige Beine bessern sich oft mit dem Soundkissen. Das Gerät kostet etwa 500 Euro, es kann aber für etwa 100 Euro pro Monat zum Test gemietet werden. Die Miete wird beim Kauf des Gerätes komplett angerechnet. Falls man mit den Klängen irgendwie doch nicht klarkommt (manche Menschen können nachts nicht einmal das leiseste Geräusch ertragen), gibt man das gemietete Gerät einfach zurück. Das Gerät ist auch für kleine Kinder und ältere Menschen gut geeignet.

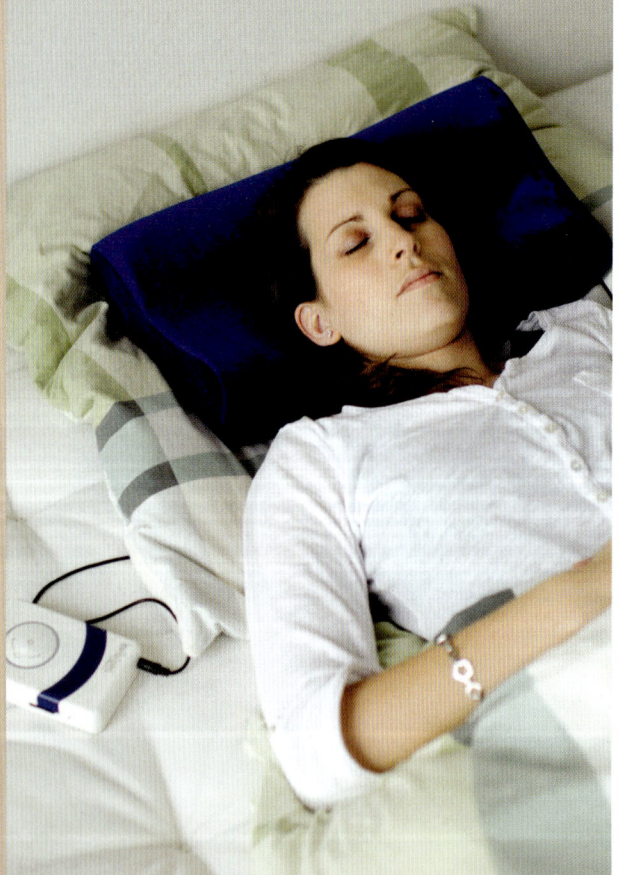

Inzwischen bieten auch vereinzelte Hotels spezielle Schlafprogramme für Gestresste und Schnarcher an, die sich zum Teil der oben genannten Geräte und Konzepte bedienen. Hier sind unter anderem das Swissôtel in Berlin am Kurfürstendamm zu nennen („DeepSleepPackage") sowie das Hotel Stadt Hamburg auf Sylt („SleepSPA").

Weitere Informationen zu den hier vorgestellten Produkten und Programmen finden Sie unter www.chronohealthconcept.de und www.dr-michael-feld.de.

< Speziell programmierte, leise Klänge aus einem „Soundkissen" (binaurale beats) verstärken nächtliche Schlaf-Hirnwellen und können nach einer individuellen Eingewöhnungszeit erfolgreich und ohne Nebenwirkungen Schlafstörungen verbessern.

DAS WICHTIGSTE AUS DIESEM KAPITEL

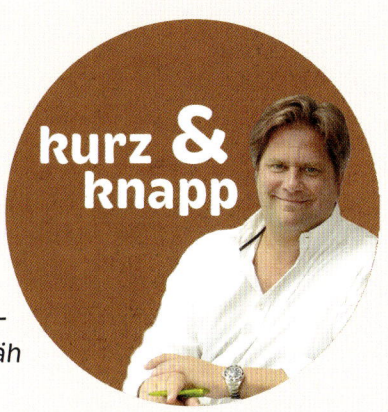

kurz & knapp

1. Es ist völlig normal, ab und zu mal nicht so gut zu schlafen. Machen Sie sich zunächst nicht verrückt. Der Mensch ist zäh und hält was aus.

2. Wenn Sie nachts wach liegen und auch nach 30 Minuten nicht oder nicht wieder einschlafen können, dann machen Sie es sich nett. Zünden Sie Kerzen an, hören Sie entspannende Musik, atmen Sie schöne Düfte und Aromen, damit Ihnen das Wachsein nicht so schwerfällt.

3. Lernen Sie, abends und nachts runterzukommen und Ihre Drehzahl zu vermindern. Welches Verfahren am besten zu Ihnen passt, das müssen Sie aber ausprobieren. Muskelrelaxation nach Jacobsen, Autogenes Training, Yoga, Meditation, Biofeedback, Sport (nicht zu spät), Massage, Sauna (nicht zu spät), all das kann helfen.

4. Probieren Sie ruhig zunächst frei verkäufliche Präparate wie Baldrian, Hopfen oder Lavendel aus. Wenn die Schlafprobleme aber länger als drei Wochen anhalten, gehen Sie zum Arzt. In Absprache mit ihm sind chemische Schlafmittel für eine erste Überbrückung oft sehr segensreich.

5. Mehrere neue Verfahren und Methoden zur Behandlung von Schlafstörungen sind gerade in der Erprobung. Hierzu gehören u. a. die morgendliche Lichttherapie, das abendliche Atmen von Höhenluft und das nächtliche Hören spezieller leiser Klänge aus einem „Soundkissen" (binaurale beats). Inzwischen werden bestimmte kombinierte Schlafprogramme nicht nur in klinischen Schlafschulen angeboten, sondern auch in bestimmten Hotels, die sich speziell dem Thema Schlaf und Stress widmen.

NACHWORT & DANKSAGUNG

Jedes Schreiben eines Buches kostet immer mehr Zeit und raubt – leider – auch immer mehr Schlafstunden, als man sich das am Anfang so gedacht hat. Und gäbe es dann nicht die vielen Helfer, Unterstützer und den Druck der Realität des Irgendwann-fertig-werden-müssens, dann wäre auch ein Buch wie dieses hier über den Schlaf nicht möglich.

„Schlafen für Aufgeweckte" ist kein wissenschaftliches Fachbuch, sondern wurde für ein breiteres Publikum geschrieben. Es erhebt weder einen Anspruch auf schlafmedizinische und schlafforscherische Vollständigkeit noch darauf, alle neuesten Erkenntnisse und Erklärungen zu allen bekannten Schlafstörungen aufzuführen. „Schlafen für Aufgeweckte" behandelt die wichtigsten und häufigsten Probleme des Schlafs und gibt auf eine etwas modernere Weise einen Überblick über ihre Ursachen, Hintergründe und Behandlungsmöglichkeiten.

Isabel Allende hat mal gesagt: „Bücher schreiben ist wie Kinder kriegen". Und das stimmt. Im Laufe der Schwangerschaft kommt man kaum noch aus dem Haus, es wird einem öfter mal schlecht, und zum Schluss hat man einen dicken Bauch, weil man nur noch am Schreibtisch sitzt. Aber wenn man das Produkt seiner Arbeit dann endlich doch immer mehr reifen, wachsen, gedeihen und schließlich dann sogar geboren werden sieht, dann gibt es wiederum kaum etwas Befriedigenderes und Schöneres, als am Ende dieser scriptalen Schwangerschaft sein eigenes Buch wie ein Baby in den Händen zu halten und dieses dann der breiten Leserschaft zu präsentieren.

Mein Dank gilt meinem Manager Thomas Kleinrahm für seine kreative Unruhe, die vielen E-Mails und die Bahnung dieses Buchprojekts; Dr. Harry Kämmerer, Sarah Schultheis und Daniela Völker vom Südwest-Verlag/Random House für die Projektierung an sich, für ihre Geduld, für die detaillierte Exekutive und für ihre ausgesprochene Nettigkeit; Monika Kirschner für ihre Freundschaft und die Mitarbeit an den Texten; Prof. Jürgen Zulley für die Überlassung von Bildvorlagen; meiner Berliner Kollegin und Praxispartnerin Dr. Samia Little Elk für Korrekturen und Anregungen und für ihre Zähigkeit und Herzlichkeit und ihre stets bestärkende Kraft; Christiane Anstoetz und Bettina Schütt vom Swissôtel Berlin und Harald Hentzschel vom Hotel Stadt Hamburg auf Sylt für den Mut zu neuen Hotel-Schlaf-Wegen; Ruth Moschner für ihre starke bejahende Seite und ihren Glauben an die mediale Kraft des Schlafs und des Michaels; meiner Sylter Kollegin und ehemaligen Schlaf-Ausbilderin Michaela Günther für die Schaffung meiner fachlichen Grundlagen zu diesem Buch und für die stets offene Tür auf der Insel; meinen Praxisdamen Denise Sester, Jennifer Nandzik und Elisabeth Kux für ihren stetigen Einsatz in unserem kleinen Kreise; und schließlich meiner Familie für ihre konstante Unterstützung.

Köln, im September 2012
Michael Feld

QUELLENVERZEICHNIS

S. 21: Nach einer Grafik aus: Alexander A. Borbély: Das Geheimnis des Schlafs. Neue Wege und Erkenntnisse der Forschung, Deutsche Verlags-Anstalt, 1984

S. 22: Nach einer Vorlage der Techniker Krankenkasse (Originalquelle: Meir H. Kryger, Thomas Roth, William C. Dement: Principles and Practice of Sleep Medicine, Saunders, 2005)

S. 26: Archiv Dr. Michael Feld

S. 27: Nach einer Vorlage der Techniker Krankenkasse

S. 28: Archiv Dr. Michael Feld

S. 31: Archiv Dr. Michael Feld

S. 44: Nach einer Grafik aus: Gunther Hildebrandt, Maximilian Moser, Michael Lehofer: Chronobiologie und Chronomedizin, Hippokrates, 1998

S. 48: Nach einer Grafik von Prof. Dr. Jürgen Zulley

S. 53: Archiv Dr. Michael Feld

S. 54: Nach Daten von Pöllmann 1991. In: Gunther Hildebrandt, Christian Gutenbrunner: Handbuch der Balneologie und medizinischen Klimatologie, Springer, 1997

S. 62: Archiv Dr. Michael Feld

S. 81: Archiv Dr. Michael Feld

S. 88: Archiv Dr. Michael Feld

S. 92: Archiv Dr. Michael Feld

S. 93: Archiv Dr. Michael Feld

S. 95: Nach einer Grafik aus: Nikolaus J. Buchner, Bernd M. Sanner, Jan Borgel, Lars C. Rump: Continuous Positive Airway Pressure Treatment of Mild to Moderate Obstructive Sleep Apnea Reduces Cardiovascular Risk. Am J Respir Crit Care Med Vol 176. pp 1274–1280, 2007

S. 103: Nach einer Grafik von Prof. Dr. Jürgen Zulley

REGISTER

ADRESSEN

Dr. med. Michael Feld
Allgemeinarzt; Somnologe (DGSM); Schlafmediziner

Praxis für ganzheitliche Allgemein- und Schlafmedizin
Agrippinawerft 16 im Rheinauhafen
50678 Köln
Telefon: 0221-16913735
Fax: 0221-16913736
E-Mail: koeln@dr-michael-feld.de

Weitere Informationen unter:
www.dr-michael-feld.de
www.chronohealthconcept.de

IMPRESSUM

© 2012 by Südwest Verlag, einem Unternehmen der Verlagsgruppe Random House GmbH, 81637 München.

Hinweis

Die Ratschläge/Informationen in diesem Buch sind von Autor und Verlag sorgfältig erwogen und geprüft, dennoch kann eine Garantie nicht übernommen werden. Eine Haftung des Autors bzw. des Verlags und seiner Beauftragten für Personen-, Sach- und Vermögensschäden ist ausgeschlossen.

Projektleitung
Sarah Schultheis, Dr. Harald Kämmerer

Redaktion
Claudia Lenz, Essen

Bildredaktion
Tanja Nerger

Layout
*zeichenpool, München

Umschlaggestaltung
*zeichenpool, München, unter Verwendung eines Motivs von masterfile/Cusp & Flirt

Satz
Ute Fründt, München
FactoryTwo, München

Lithografie
JournalMedia GmbH, München

Druck und Verarbeitung
Alcione, Trento
Printed in Italy
ISBN: 978-3-517-08815-0

9817 2635 4453 2

Verlagsgruppe Random House
FSC® N001967

Das für dieses Buch verwendete FSC®-zertifizierte Papier *LuxoArt Samt* liefert Papyrus, Deutschland.

MIX
Papier aus verantwortungsvollen Quellen
FSC® C021956

Bildnachweis

Alle Fotos stammen von Ingrid Firmhofer, mit Ausnahme von: BPK: 34 (Gemäldegalerie, SMB/ Jörg P. Anders); Choco Nuit: 146 (www.choconuit.de); Fotolia: 38 (Henry Bonn), 58 (matamu), 82 (Picture-Factory); Gettyimages: 32 (Martin Barraud), 69 (Stephanie Deissner/F1 online), 71 (Photographer's Choice/Alvis Upitis), 74 (Jamie Grill), 77 (Brand New Images/Stone), 116 (the Agency Collection/Image Source), 130 (Photographer's Choice/Cody Rasmussen), 142 (Photo Alto/James Hardy); Istockphoto: Umschlagklappe (Thomas Tuchan), 45 (Dan Wood), 59 (Christina Rodriguez), 100 (Jacob Wackershausen), 118 (Elena Elisseeva), 124 (Jessica Key), 134 (Olga Paslawska), 140 (Frances Twitty); Lizenzfrei: 25 (Gettyimages/Ali Johnson Photography), 107 (Gettyimages/Tetra Images); Masterfile: U1 (Cusp & Flirt); Max-Planck-Gesellschaft: 47 (Wolfgang Filser); NASA GSFC: 64 (Data courtesy Marc Imhoff of NASA GSFC and Christopher Elvidge of NOAA NGDC, Image by Craig Mayhew and Robert Simmon, NASA GSFC) Quelle: http://commons.wikimedia.org/wiki/File:Earthlights_dmsp.jpg; Picture Alliance: 122 (dpa Themendienst/Kai Remmers); Plainpicture: 8 (Johner/Ingemar Lindewall), 16 (Barbara Ködel), 42, 46, 52 (Lubitz & Dorner), 76 (Yabo), 126 (Frank Muckenheim), 137 (Ute Mans); Privatarchiv Michael Feld: U1-Autorenfoto, S. 15 (Uwe Schmitz); ResMed: 94, 96; Shutterstock: 132 (Osipava Alena); Südwest Verlag: 139 (Emely Photography), 145 (Joachim Heller); VALKEE OY: 148 u. (www.valkee.com)

Alle Grafiken stammen von Ute Fründt, mit Ausnahme von: Factory Two: 62, 103; Privatarchiv Michael Feld: 31 o., 92, 93 (Michael Feld), 88 (Vera Zimperfeld); Veronika Moga: 26, 31 u., 48; *zeichenpool: 21, 22

Der Verlag hat sich bemüht, die Rechte aller abgebildeten Grafiken zu klären. Sollte dies im Ausnahmefall nicht möglich gewesen sein, werden Berechtigte gebeten, sich zur Rechteklärung an den Verlag zu wenden.

Bei folgenden im Text zitierten Medikamenten handelt es sich um geschützte Markennamen: Atosil®, Circadin®, Dalmadorm®, Lexotanil®, Librium®, Noctamid®, Seroquel®, Tranxilium®, Valium®